U0395867

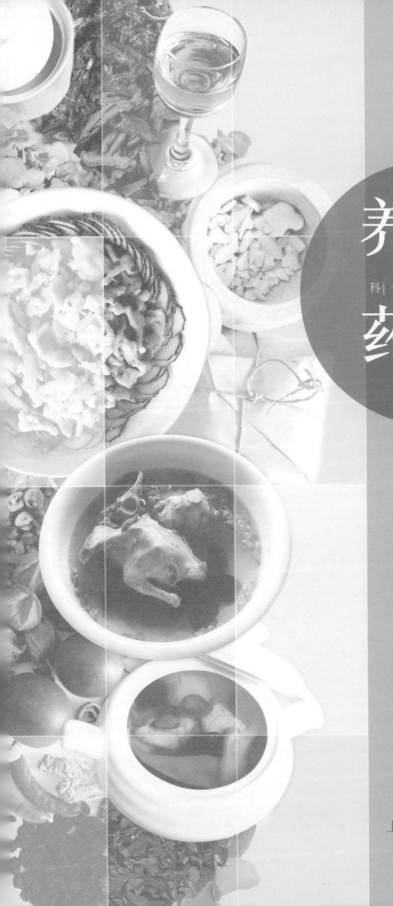

养生
药膳

杨建荣/主编

科|普|新|说|丛|书

沈丕安等/编著

上海科学普及出版社

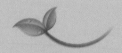

科普新说丛书编辑委员会

主　编

杨建荣

编辑委员（以姓名笔画为序）

王凡立　卜毓麟　沈丕安　赵卫建　葛林宝

《养生药膳》

编　著　沈丕安　冯　颖

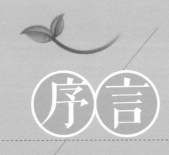

序言

　　科技创新与科学普及恒久为创新发展坚实的左膀右臂。倘说科研是智慧战场中的突击队和尖刀兵，那么科普则可有效夯实全民科学基础，为创新发展提供源源不断的后备军。当前我国正在积极建设创新型国家，科技创新和科学普及齐头并进，正是实现从制造型国家向创新型国家顺利转型之关窍。

　　上海的科普发展始终走在全国的前列。"十二五"期间，上海市具备科学素质的公民比例达18.71%，位居全国各省市之首。"十三五"期间，更力争向25%的目标迈进。培养和提高公民科学素质已成为当前中国社会发展的迫切需要，也是上海科技创新中心建设的基石。科学素质的提高是一个多渠道的终身过程，而科普知识的高效传播则是培养和提高公民科学素质的重要抓手和途径之一。

　　自2012年始，上海科技发展基金会与中国电视唯一读书频道联合推出国内首档电视科普系列讲坛类节目——《科普新说》。节目力邀国内知名专家、学者、权威人士精辟解读科普知识，内容涉及天文、地理、医学、养生保健、食品安全、人文礼仪等方面的知识。截至目前，该节目已于全国多家电视台播放，好评如潮，收视率名列前茅，品牌效应显著。随着相关视频音像的出版发行，《科普新说》已成为丰富群众精神生活、提高公众科学素质的优秀科普资源。

　　为了更好地衍生优秀科普资源影响效应，满足群众对于相关领域进一步

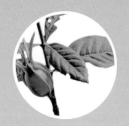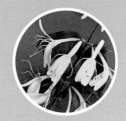

探求的需要，上海市科学技术协会、上海科技发展基金会、上海市静安区科学技术协会和上海科学普及出版社在与《科普新说》部分主讲嘉宾深入沟通后，撷取精华，在此基础上丰富主讲专题内容，联合推出"科普新说丛书"。

目前，丛书之一辑《灵验小药方》《中华本草》《养生药膳》即将出版，原著沈丕安为上海市首批名老中医，沈老将其临床应用五十多年且效果显著的百多个经验方、药膳方向社会公开，且每一单目由临床症状、主治功效、宜忌人群、经验疗方等板块组合，面面俱到却又深入浅出，务求简单、有效、易操作。

"科普新说丛书"从策划到编辑，一是注重内容的扎实可靠，丛书由专家学者深入阐发，科学性强，权威性高；二是兼顾科普书籍的可读性及趣味性，部分章节穿插中药小常识和中医典故，务求通俗易懂，明白晓畅，让具有初中文化程度以上的读者一目即可了然；三是结合当代阅读方式，附有二维码，让读者在纸质读物与新媒体界面的切换中得到全新的阅读体验，与名老中医抑或其他专家学者得以"面对面"地交流；四是丛书全彩印刷，图文并茂，希望读者因此对药材、药方、药膳等的感受更为直观。

科学技术大力普及、公民科学素质整体提高不仅是上海市委对上海市科学技术协会的要求，更是整个上海发展所要建立起的孜孜以求之目标。而出版社作为文化企业，承担着传播和普及科技文化知识的重要责任，力

 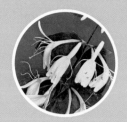 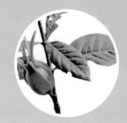

求为广大读者提供普及程度高、覆盖面广，同时又颇有分量的科普图书，搭建起知识流动的桥梁。相较以电视为载体的《科普新说》节目，以纸质为载体的"科普新说丛书"相信会具有更长久的生命力以及更深远的文化传播意义。

上海市科学技术协会、上海科技发展基金会、上海市静安区科学技术协会和上海科学普及出版社衷心希望本丛书一方面能满足群众对科普知识的求知欲，另一方面能以科学的生活方式为指导，与实际生活相对接。在讲科学、爱科学、学科学和用科学的良好氛围的引导下，将科普种子广撒播、入人心，进一步助推公民科学素质的提高。

杨建荣

2017 年 8 月

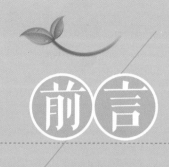

前言

　　与上海市科学技术协会结缘早在上海世博会召开前，当时笔者与一批中医专家受邀至上海科学会堂参加研讨会，会议的主题是"如何普及中医药的科学性"。市科协领导有感而发，网络上存在"中医是伪科学"的论调，甚至叫嚣"废除中医"，实在让人揪心。国家几代领导人都非常重视中医药在医疗和中国文化中的价值。国务院发表《中国的中医药》白皮书，将中医药发展上升为国家战略，中医药事业进入了新的历史发展时期。习近平总书记指出：中医药是中华文明的瑰宝，是5 000多年文明的结晶，在全民健康中应该更好地发挥作用。作为科技工作者，弘扬科学精神，普及科学知识，传播科学思想和科学方法是我们义不容辞的责任。

　　作为一名有五十余年临床经验的老中医，有义务和责任来客观辨析本人一生挚爱的中医药事业。中医传承至今已有2 000多年的历史，中医的发展符合科学的三个阶段的三点论说的基本要素，临床实践证明有效。古代中医在有效的基础上提出了大量的理论观点，但尚处于假设阶段。这是由于我国现代物理学、现代化学、生物学起步较晚，滞后于中医学的发展。许多中医又缺少现代化知识和科学方法，难以通过实验研究证实。而西医的理论知识全部是从西方国家引进的，全世界的科学家都在研究西医。先是在实验室中发现新的现象，提出新的理论假设，再由动物实验研究来证实，然后再使用到人体上。但小动物与人体是有差别的，因此西医的理论也在不断地否定修正，

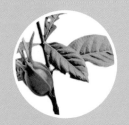 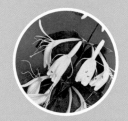 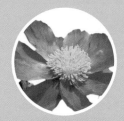

不断地发展。中医的发展途径与西医不同，中医反映的是我国的文化思想，与西方文化属于不同的体系，决不能混为一谈。

中医为什么会被一些人误认为是伪科学？这与中医自身的表达方式与时代不相符、脱节有关。现代中医若"之乎者也，君臣佐使，阴阳五行，天人合一"，会被视作"向后看"和"倒退"。要想让中医走向世界的舞台，必须要用现代化的语言来表达中医思想，才能易于接受，才能紧跟时代发展的步伐。但我认为，阐明中医药科学机制还需要50年、甚至100年的时间。从牛顿、伽利略开创现代科学发展至今已有300多年，而我国的现代科学起步才刚刚100多年，真正快速发展也只有二三十年。因此，培养优秀的中医人才是我们老一辈中医人的最大心愿，期望后几代的中医人能够引进现代科学方法，促使中医走上现代化、科学化的道路。

上海历来对科学普及工作非常重视，包括中医药的现代化、科学化与普及化。世博会后，市科协与上海教育电视台合作筹摄系列科普节目，讲解中医药的任务便落到了笔者的头上。将深奥难懂的中医理论、中医术语用通俗易懂的语言深入浅出地讲解，以提高公民的科学素养。

两年来，笔者陆续介绍了三方面的内容：食疗养生、灵验小药方、话说本草。共拍摄了百余集，在全国百余家电视台、国外四十多家电视台播放，上海教育电视台反复播放了三年多，深受市民的欢迎，收视率遥遥领先。由

 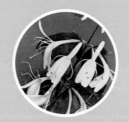 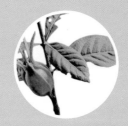

于播放的内容记不住、录不下，有的市民还拍摄在手机里。感谢电视台的精心制作，编导、录音、录像、主持人、发行人等台前幕后的付出和辛勤，使得《科普新说》系列的宣讲任务圆满完成；感谢上海科学普及出版社的精心改编，将原本口语化、方言化的表达转化成规范化的书籍文字，并巧设篇章，实地拍摄药材；感谢上海雷允上药业有限公司的支持。

笔者主要从事免疫病的中医药治疗工作，以前出版的十余部学术性著作重点关注红斑狼疮、免疫病中医治疗学、中药药理与临床运用等方面。有幸在晚年出版一些科普著作，如《五高五低与健康长寿》，以及这次的"科普新说丛书"，以通俗易懂的方式让全国更多的老百姓了解中医药的知识。让伪科学说，让假中医真骗子没有市场，让中华民族的中医药文化世世代代地传承和发扬，走向世界。

作为科普著作，"科普新说丛书"着重体现的是实用性，而非辨证论治。其中既有传统的方子，还有很多笔者的经验方。从临床反馈得知，这些方子使用后有良好效果，也有一些病人反映说有效。这便是科普的意义所在，普及中医，科学惠民。

沈丕安

2017 年 8 月

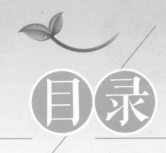

目录

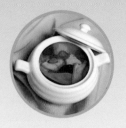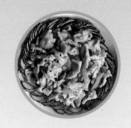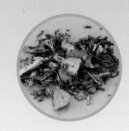

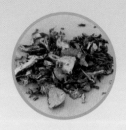
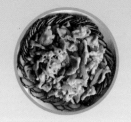
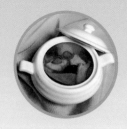

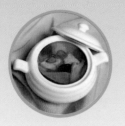
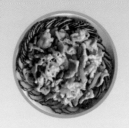
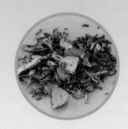

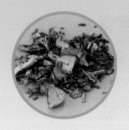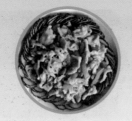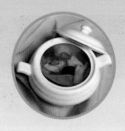

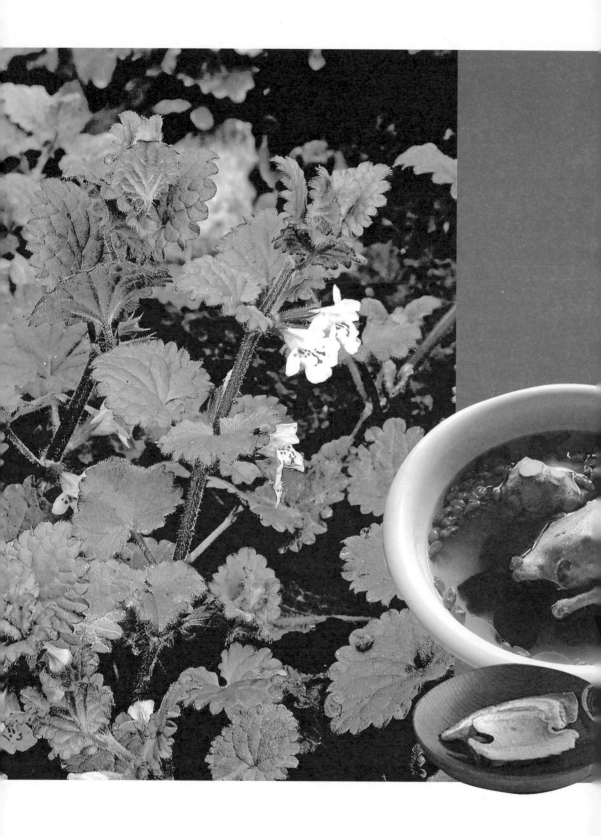

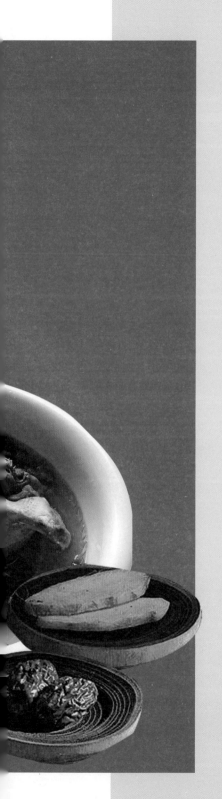

第一篇

药膳历史 源远流长

　　食疗学是在《黄帝内经》指导下发展起来的一门学科，最主要的理论有辨证施食理论、食性五味理论、饮食养胃理论等。

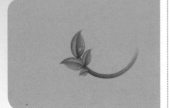

五味食物　滋养五脏

| 地食人以五味 |

食物是生命所必需

《内经》提出，天地赐予人五味食物，用以维持生命，滋养五脏，生成津液，从而精力充沛地生活。《素问·五藏别论》："五味入口，藏于胃以养五藏气。"《素问·六节藏象论》："天食人以五气，地食人以五味。……味有所藏，以养五气，气和而生，津液相成，神乃自生。"

五色五味以丰富生活

《内经》提出，天地给予人花草之美色以悦目，谷菜之美味以嗜欲，使人们的生活丰富多彩。《素问·六节藏象论》："草生五色，五色之变，不可胜视，草生五味，五味之美，不可胜极，嗜欲不同，各有所通。"《素问·藏气法时论》："毒药攻邪，五谷为养，五果为助，五畜为益，五菜为充，气味合而服之，以补益精气。此五者，有辛、酸、甘、苦、咸，各有所利，或散或收，或缓或急，或坚或耎，四时五藏，病随五味所宜也。"

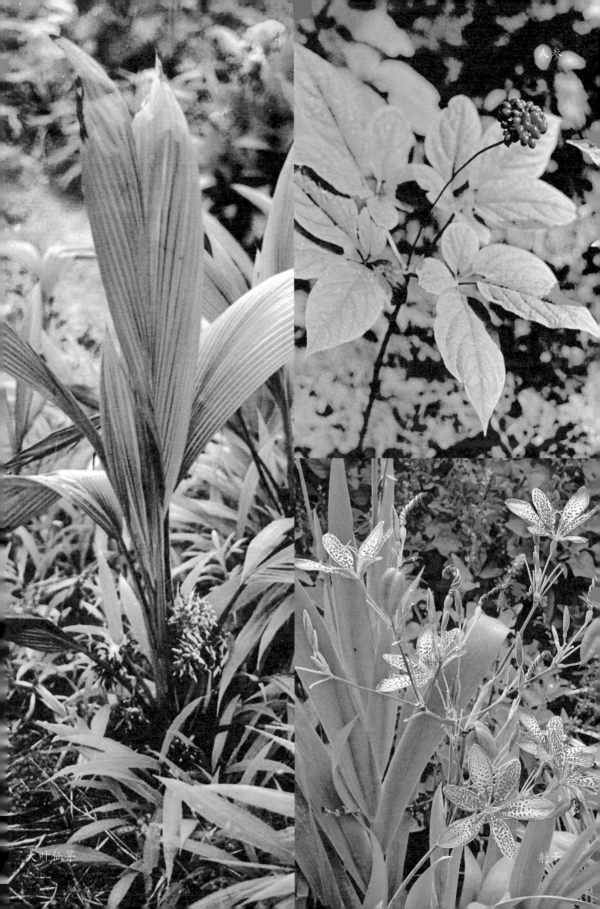

大叶蚰芥

人参

射干

｜ 药食同源说 ｜

中草药的起源

上古时代，三皇五帝的原始社会，黄河流域和汉水流域的神农氏部落已有了原始的农业，在寻找和种植粮食果蔬充饥的同时，人们发现了能治病救人的中草药，故我国有"神农尝百草"之传说。那时没有文字，农业和中草药只能口口相传，食物和中草药可能是在同一时期起步。据《史记》记载，我国在春秋战国时代已经设立了食官和药官，负责宫廷贵族的饮食和健康。

药食同用

《内经》主张"调食和药"药食同用，又提出"治之以百药"，其中"百药"是个虚数。但《内经》全书仅记载了 15 个方剂，10 多味中草药。《本草经》记载了 365 味中草药，并将食物作为药物记载而使用。

药食有别

《内经》记载："大毒治病，十去其六，常毒治病，十去其七，小毒治病，十去其八，无毒治病，十去其九。谷肉果菜，食养尽之，无使过之，伤其正也。"说明中草药有毒或无毒，用以治病，在疾病基本治愈时，宜用谷肉果菜以食养。

《内经》进一步提出，食物和药物是有区别的。食物用以充饥，无毒，可长期食用，且可作为药物使用以保养身体，协助药物治病。但许多药物是有毒的，不可食之，药物只限于攻邪治病。《本草经》《本草纲目》中记载的中草药绝大多数是用于攻邪治病的药物。

由此，药食同源是指药与食为同一起源，而非药食同一，药与食的使用范围和功能不可混淆。

橡胶树果　　　　　　　　　　　　　　　　　　　　　　　　　　白色蔬菜

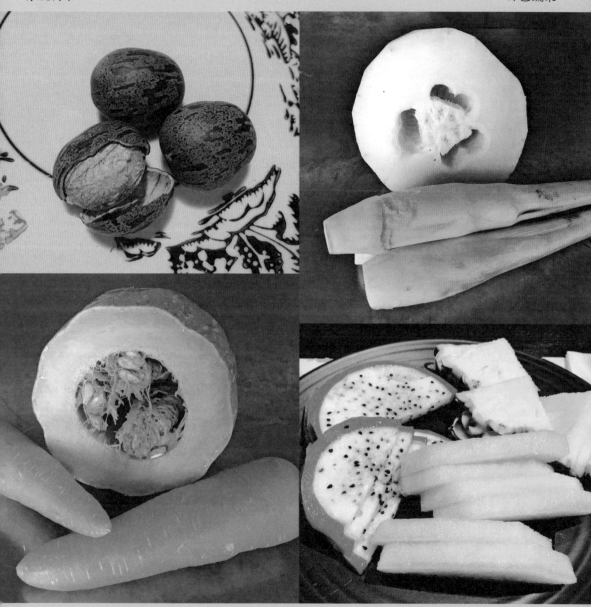

橙色蔬菜　　　　　　　　　　　　　　　　　　　　　　　　　　水果拼盘

汤液醪醴

酿　酒

早在 3 000 多年前的夏商时代，古人就已酿酒。《内经》提出，人饮酒，酒和食都入胃，谷尚未腐烂下肠，小便已独自先下。这是由于酒以谷物烧煮腐熟所酿制，腐熟为发酵的过程，其清液为酒，腐熟的谷物为酒酿。酒酿可直接食用，也可以煮食。酒质清，性热而气悍，虽较谷物稍后入胃，但较快地先于谷物而排出。

《灵枢·营卫生会》："黄帝曰：人饮酒，酒亦入胃，谷未熟而小便独先下，何也？岐伯答曰：酒者，熟谷之液也。其气悍以清，故后谷而入，先谷而液出焉。"

药　酒

《内经》有论述汤液醪醴的专篇。《素问·汤液醪醴论》："自古圣人之作汤液醪醴者，以为备耳。夫上古作汤液，故为而弗服也。……中古之世，道德稍衰，邪气时至，服之万全。……当今之世，必齐毒药攻其中，镵石、针艾治其外也。"米汤、菜汤、药汤都是由水煮沸的，不是生的水液，故称为汤液。醪是醪酒，可饮酒可烧菜，并可作药用。醴是甜酒，可饮酒可作药酒，醪醴酿制后以为备用。《内经》中记载的鸡矢醴是关于药酒的最早记载，距今已有约 2 000 年的历史。现药酒仍在使用，其中酒精作为溶剂，能溶解中草药的成分。

药食宜忌说

五脏病食物所宜

《内经》有中草药和食物的归经理论，并提出五脏病之食物各有所宜。粳米饭

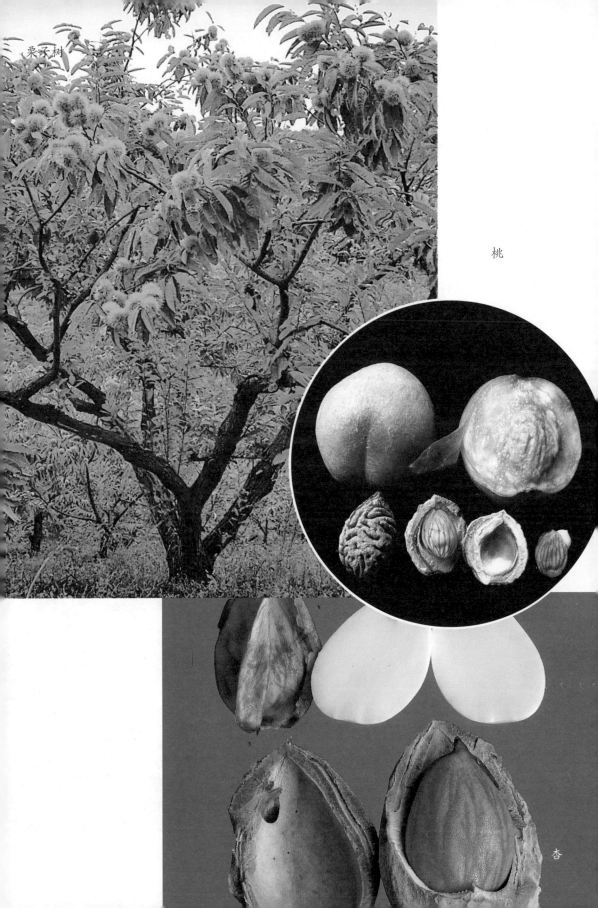

栗子树

桃

杏

粥、麦黍是基本粮食；芝麻是基本油料。猪肉、牛肉、鸡肉、羊肉都是优质的高蛋白食物，大豆是民间常吃的蛋白食物。枣子、栗子、杏子、李子、桃子，为民间喜食的坚果和水果。葵、薤、藿、韭、葱，现今有的作为蔬菜，有的作为调味品。

《灵枢·五味》："脾病者，宜食秔米饭、牛肉、枣、葵；心病者，宜食麦、羊肉、杏、薤；肾病者，宜食大豆黄卷、猪肉、栗、藿；肝病者，宜食麻、犬肉、李、韭；肺病者，宜食黄黍、鸡肉、桃、葱。"

五不宜五禁

《内经》提出，五味不宜多食，辛走气，气病无多食辛，因辛能散气，如桂枝。咸走血，血病无多食咸，因血得咸则凝。苦走骨，骨病无多食苦，因骨属肾，骨得苦则肾虚。甘走肉，肉病无多食甘，因甘能助湿，湿重则肌肉酸胀。酸走筋，筋病无多食酸，因酸能收涩，筋收则短，难以伸展。《内经》所载并非是禁止进食，而是不能多食。多食容易伤食积食，出现不舒不良反应。

肝病禁辛，因辛属金，金能克木，如肝病禁吃辣椒。心病禁咸，因咸属水，水能克火，心脏病患者宜吃淡食。脾病禁酸，因酸属木，木能克土，脾胃病吃酸易泛酸胃痛。肾病禁甘，因甘属土，土能克水，肾水不足则易口干得燥证，如糖尿病禁甜食。肺病禁苦，因苦属火，火能克金，火旺则易咯血。此种禁忌之说

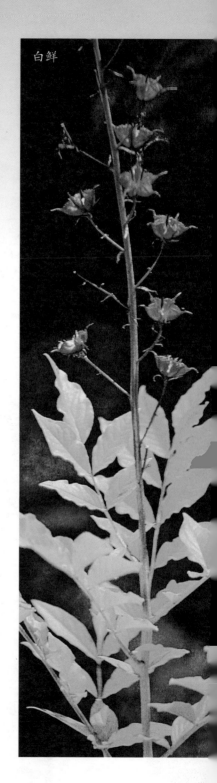

白鲜

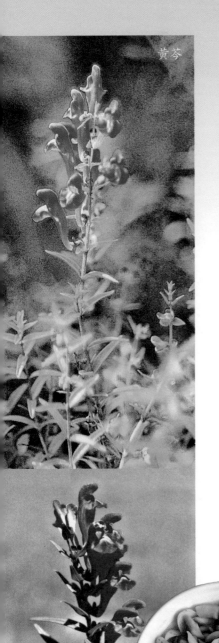

黄芩

上汤芦笋百合

可能是古人从临床中观察到的表象，且用五行生克理论来解释，有可信之处，但未必准确。

禁食膏粱厚味

《内经》提出，富贵人家患热中消中之病，大致为高血脂、高血糖、高血压、肥胖症等一类疾病，不可服用膏粱厚味。膏粱为厚味的膏类粱类食物，膏类多为营养丰富的动物类食物，粱类多为营养丰富的粮食和甜味类食物。

《素问·腹中论》："热中消中者，不可服膏粱芳草石药。石药发瘨，芳草发狂。夫热中消中者，皆富贵人也。今禁膏粱，是不合其心，禁芳草石药，是病不愈。"瘨为癫的异体字，癫有疯癫和癫痫二意，都是中枢神经性疾病。

禁食芳草石药

《内经》提出，金石类药之气悍烈有毒，易发癫疾。古代炼丹术风行，服用丹药后很可能会发生慢性神经中毒而抽搐。芳草类药易发狂躁。芳草为味辛性热气香之品，如肉桂、桂枝、附子、细辛、吴茱萸等，多为温热药，虽非毒药，但药性温热，伤阴伤津，易上火并易烦躁发怒，使人情绪失控。对热中消中阴虚内热之病，应当禁用。

《素问·腹中论》："夫芳草之气美，石药之气悍，二者其气急疾坚劲，故非缓心和人，不可以服此二者。……夫热气剽悍，药气亦然，二者本遇，恐内伤脾。"

禁食肥美之食

肥的猪肉最为鲜美，食之口有甘味，但容易令人肥胖，中医称为痰湿之体，容易并发糖尿病、脑梗、心梗、脂肪性肝炎等肥胖人群常见的并发病。芳香中药兰草，如泽兰、佩兰都可使用，但似为病重药轻，治疗此类病的效果都不明显。据《内经》记载，可以去除陈气，但不能治疗。

《素问·奇病论》："故令人口甘也，此肥美之所发也，此人必数食甘美多肥也。肥者令人内热，甘者令人中满，故其气上溢，转为消渴。治之以兰，除陈气也。"

盐入肾经久而增长

《内经》提出"咸先入肾，久而增气"，即盐入肾经，久而增进肾气而有力。体内缺盐则乏力、缺少精神，这是低钠低钾症，低钾甚至会发生周期性麻痹症。

《内经》进一步提出，盐味咸苦，能够浸淫而润物。这是指用盐腌制鱼肉蔬菜，以延长保存期，但咸味太多会使人内脏之气和津液渗泄而口干，并有害健康，这与现代主张食物不宜太咸是相吻合的。我国东南沿海地区的民众喜食鱼而嗜咸，易患疮疡一类疾病。至今沿海地区的人群患高尿酸血症、痛风较多，与多食海鲜有关。

忌口之说

《内经》提出的忌口，上述的五不宜五禁、禁食膏粱厚味、禁食芳草石药、禁食肥美之食以及饮食不宜太咸等都是有针对性的，有理论和临床依据。

八宝甲鱼

培根虾

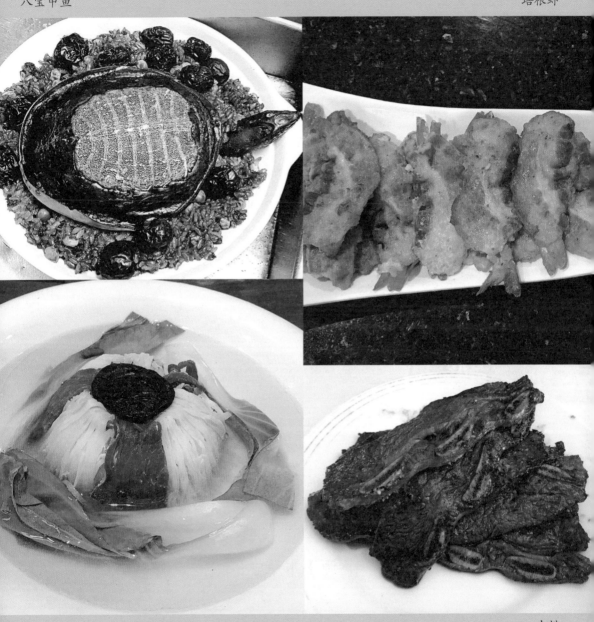

扬州三丝

牛排

《金匮要略》有禽兽鱼虫禁忌并治与果实菜谷禁忌并治二节，在理论上宗《内经》的五不宜五禁之说，在临床上主要提出腐烂的食物、变质的食物、放置已久的食物等禁忌食用。

中医有严格的忌口之说，尤其是忌食辛辣、忌食海鲜，但过之犹如不及。笔者在临床上不止一次遇到这种情况，如肾病尿蛋白患者已经出现了低蛋白血症，居然还让患者吃素，这是缺少科学头脑的个别中医为忌口而犯的低级错误。

笔者治疗风湿病、免疫病时一般是不让患者忌口的。若关节炎患者食用辛辣食物、海鲜后没有出现不良反应，或加重、诱发此类疾病，则不需忌口。而且治疗时本身就会使用很多辛辣的中草药，且剂量很大，如此效果才会显著。但对于过敏性疾病、代谢性疾病、营养过剩性疾病，必须有针对性地忌口。

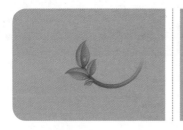

中医食疗 辨证施食

食疗方法古已有之，历代食疗著作计有 50 余部。作为一门学科，我国传统食疗学的发展大致可分为三个阶段。

源于本草学

我国古代药食同时起源，中药和食物都是在《内经》营气理论、四气五味理论指导下形成的。在汉晋时期的本草著作，如《本草经》《本草经集注》中已经有了少量的食物作为药物使用而记载。

我国第一部食疗学专著是唐朝孟诜的《食疗本草》，食疗学开始成为本草学的一个分支学科，但仍从属于本草学。古代有关食疗的书名绝大多数有本草二字，如《食物本草》《救荒本草》以及《本草纲目》中有关食物的内容等，都是将食物作为药物而使用。

明朝《本草纲目》有 52 卷 1 892 味中草药，其中第 22 至 33 卷谷部菜部果部，记载了种植的粮类、油类、菜类、瓜类、果类以及鱼贝类、家禽类、家畜类等，共计八类，既当食又当药，有 300 多味。

| 建立食疗学 |

孙思邈提出食治概念

唐朝孙思邈传承《内经》理论，其《千金方·食治》载有 175 种食物，是对食物的第一次专题论述，使用食物以养生和治病。全书有许多著名方剂，但没有关于中草药的专论。

《千金方·食治》篇提出："安身之本，必资于食；救疾之速，必凭于药。不知食宜者，不足以存生也；不明药忌者，不能以除病也。"书中记载果实 32 种，蔬菜 61 种，谷米 28 种，鸟兽 54 种，共计 175 种。

食疗学学科的初步建立

宋朝陈直所著《寿亲养老新书》是一部专论老年人如何保养身体、延年益寿的著作。其提出的老年人饮食宜暖热熟软，忌粘硬生冷，对于现代仍有指导意义。书中有食物、药物、药食结合的大量方剂，并且有各种各样形态的剂型，既有药物的剂型、食物的剂型，也有药食同用的剂型，以治疗老年人常见的衰老表现和病证。对于妇女小儿、妊娠产后的食治，书中也有涉及。这是我国食疗学学科的初步建立，许多食物的形态名称传承至今。

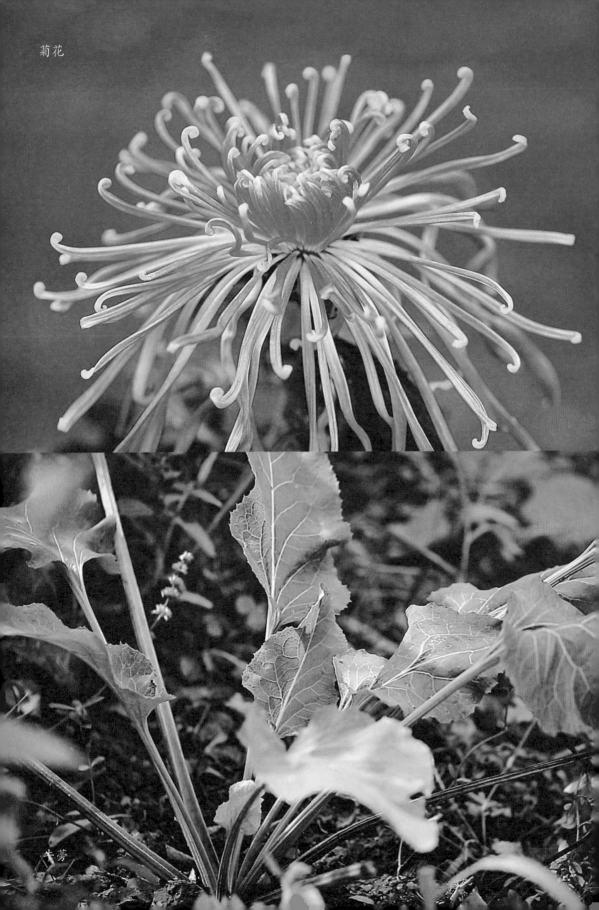

菊花

牛蒡

《寿亲养老新书》中既有传统的汤煎酒饮，也有丸散膏丹。散剂如橘皮散、鲙齑散、烧肝散；酒剂如菊花酒、枸杞子酒；煎剂如薄荷煎；饮料如麦门冬饮、藕汁饮、牛乳饮；糕点如糯米糕；饼剂如甲乙饼（杏仁、牡蛎、青黛）、丁香饼子；面剂如茯苓面、大麦面；粥剂如杏仁粥、人参粥；饭剂如黄雌鸡饭；汤剂如小豆汤、葱豉汤；茶剂如春茶、苍耳茶；脯剂如牛蒡脯、芭

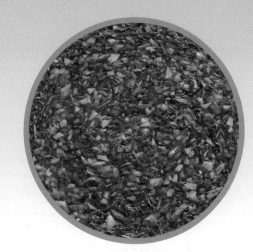

荠菜冬笋羹

蕉脯；齑剂如瓜齑、藕齑；羹剂如羊肺羹、荠羹、牛肉羹；菜剂如萝卜菜、干蕨菜；腥剂如鹿肉腥、鸡肉腥；糖蜜剂如姜糖、蜜浆；棋子剂如羊肉面棋子、猪肾棋子；香剂如降真香、御爱四和香；其他尚有参归腰子、鲫鱼鲙、鸡肉馄饨等。此外，书中记载的延年益寿的著名方剂，如双补丸（熟地、菟丝子）、青娥丸、还少丹，至今仍在使用。

第一部饮食学专著

元朝忽思慧所著《饮膳正要》是我国第一部饮食学专著。传承中医脾胃学说、四气五味理论，是具有蒙古族特点的宫廷饮食。书中记载了七大类230多种食物、238个药食同用的食疗处方。该书已将药物与食物分离，也是我国一部食疗学专著，但在理论方面没有过多阐述和建树，此后未能引起中医学术界的重视。

｜ 饮食养胃理论 ｜

清朝初年叶天士创立了中医的温病学说和时方学派，并在传承《内经》藏象

学说、营气理论、津液理论以及李东垣脾胃学说的基础上，创立了胃阴理论、伤津脱液理论，同时创立了饮食养胃理论，使用饮食方法来协助患者正气和津液的康复。

温病学派的两位医学家吴鞠通和王孟英，不但系统地传承了叶天士的温病理论，还发展了饮食养胃理论。不仅是对中医脾胃学说的完善，更重要的是完成了独立的食疗学学科的建立。吴鞠通提出的系统食疗康复方法主要是针对患者，王孟英提出的系统食疗养生方法则是面向所有群体。

吴鞠通食疗康复法

吴鞠通是清朝温病学派的一位著名医学家，代表作《温病条辨》，传承并整理了叶天士的温病理论和治疗用药，取了方剂名称，定下了每一味药的剂量。《温病条辨》书中制定了增液汤、沙参麦冬汤、桑杏汤、小定风珠、大定风珠、五汁饮、益胃汤、清燥汤、冬地三黄汤、麦冬麻仁汤、玉竹麦门冬汤、清络饮、牛乳饮、雪梨浆等系列方剂来处理热病时的津液和饮食问题，发展了胃阴津液理论药食并举的大量治疗方法。

这些方剂中所用的养阴生津、清热通络类药物和食物，有生地、麦冬、玄参、沙参、玉竹、天花粉、桑叶、生扁豆、冰糖、知母、人中黄、鲜茅根、芦根汁、银花露、生梨汁、梨皮、山栀皮、杏仁、香豉、火麻仁、生白芍、何首乌、乌梅肉、五味子、鸡子黄、龟板、鳖甲、阿胶、童便、鲜荷叶边、鲜银花、西瓜翠衣、鲜扁豆花、丝瓜皮、鲜竹叶心、荸荠汁、麦冬汁、藕汁、甘蔗浆、牛乳等。

这些药疗和食养的方法，对于发热性疾病、免疫性疾病以及手术后、烧伤、肿瘤放疗后等引起的阴虚内热、津液耗损和食欲不振的症状，可起到治疗或辅助性治疗的作用。选择营养丰富的、可口的食品可以帮助患者胃气恢复。"得谷者昌、失谷者亡""得胃气则生，无胃气则死"这些经典的论断，对绝大多数重危患者、老年患者还是非常重要的。

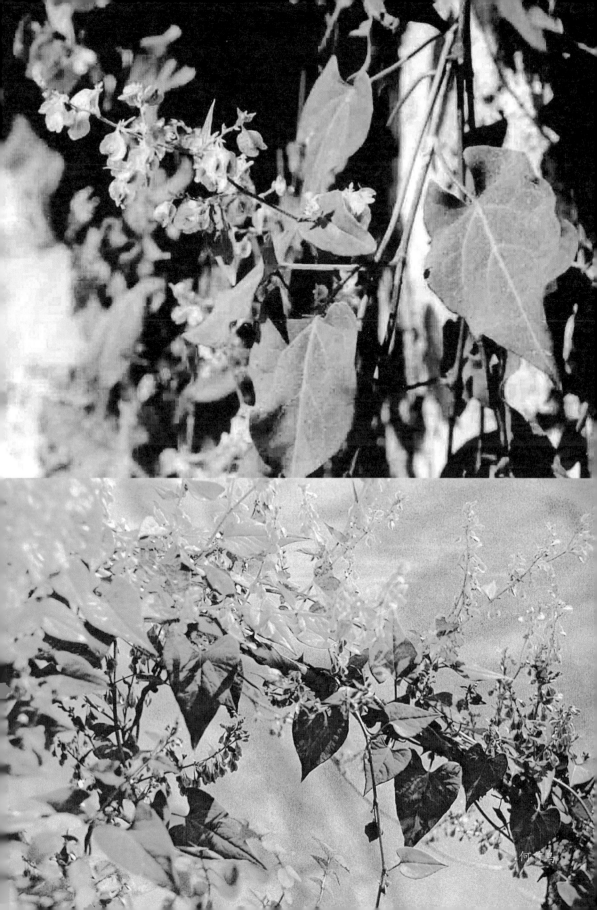

王孟英食疗养生法

王孟英是清朝温病学派的另一位著名医学家，他在传承和发展温病学说的同时，也传承发展了叶天士、吴鞠通重视饮食养胃的理论方法。代表作有《温热经纬》《随息居饮食谱》。

王孟英对于饮食养胃的贡献是将传统食疗发展成为一门独立的饮食学。在食疗发展史中，第一次将饮食学与本草学完全分离开来。饮食是人们日常生活赖以充饥、生存，获得健康、营养所必需。《随息居饮食谱》中"饮食之精华，能化气归筋，化血归脉；能滋养胃气，滋益精髓，长养肌体"的观点已经超出了中药学的范畴，具备了饮食学的特点，具有营养学的含义，食疗学不再是从属于本草学的一个组成部分。

《随息居饮食谱》是食物学著作，所记载的食物主要用于充饥、美味、调养，在疾病康复时也都可当成中药使用。但治病是辅助的，且不用于祛毒攻邪。书中记载的饮料和食物，单味331种，附35种，共计366种，分成水饮类、谷食类、调和类、蔬食类、果食类、毛羽类、鳞介类共七大类。这些丰富多彩的食物构成了我国各族人民生存繁衍、健康长寿的生活基础。

王孟英所提出的观点和记载的大量食物，丰富了饮食养胃、滋养气血理论。书中对于食物的分类方法，也成为现代食品分类方法的基础。当今时代食物非常丰富，这些能滋养气血的七大类366种单味食物和饮料，仍然是人们日常生活所必需的、常用的营养食品。

中医食疗学、辨证施食的方法，现代已被广泛使用于日常调理以及许多疾病的辅助治疗和康复。

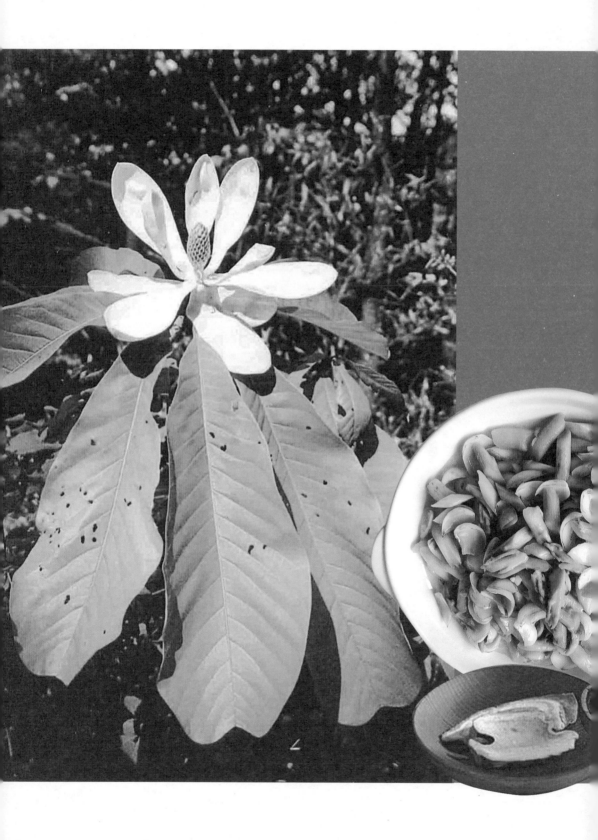

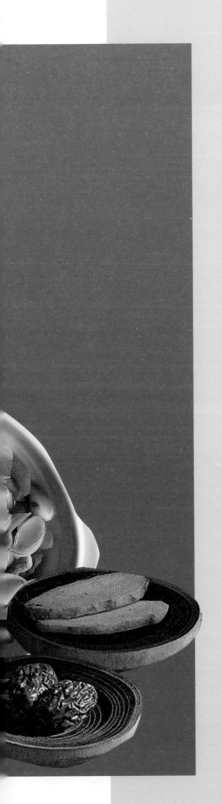

第二篇

安身之本 必资于食

　　"治未病"是中医特有的预防思想，早在《内经》中就提出了"圣人不治已病治未病"的观点，成为我国医学界预防为主战略的思想基础。

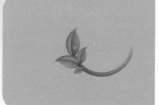

药食同源 强身健体

| 治 未 病 |

亚健康状态是指还没有构成疾病，但身体会有不适感，如经常感到气急、心慌、无力、腰酸等，检查下来问题不大。

"治未病"是中医特有的预防思想，早在《内经》中就提出了"圣人不治已病治未病"的观点，成为我国医学界预防为主战略的思想基础。中医认为，人要身体健康，就要根据天地阴阳法则有节制、有规律地安排饮食和起居，使阴阳气血达到协调平衡。那么现代人所谓的亚健康是怎样造成的，又该如何治疗呢？

在中医看来，现代人不当的饮食和生活习惯往往会打破身体自身的平衡，造成正虚邪实。也就是说，人体的正气减少了、变弱了，实邪会侵入体内，使脏器失于滋养而衰萎，使气血受到阻隔而逆乱，使身体处于亚健康状态，甚至患病。

| 补虚泻实 |

中医将虚证分为阴虚、阳虚、气虚、血虚四个方面。笔者将中医中的病邪归结为风、寒、湿、热、痰、瘀、毒七种，需将其排除到体外，人才会感觉舒服。

中医调理讲究阴阳气血，补阴、补阳、补气、补血，补虚泻实是中医养生的基本原则。调理包括泻实，即把风、寒、湿、热、痰、瘀、毒七种邪去掉。补虚、泻实是一个统一体，多了要排出去，少了要补足，以达到平衡。在长期的医学实践中，5 000多年的中华文明得以传承和发展，人们发现了多种调理身体的方法。自从神农尝百草发现食物和中草药之后，讲究寓医于食，药食同补，药膳、药酒、药茶作为一种食疗方式，既有营养价值，又可防病治病、保健强身，受到历代医家和百姓的喜爱。

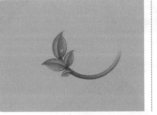

药食调理　轻松减肥

肥胖以及由此带来的各种并发症，已经成为危害人们健康的重大问题。控制食欲、抑制吸收、促进排泄、加强运动，减肥方法花样百出，减肥产品层出不穷。怎样才能安全有效地减轻体重呢？

| 肥胖成因 |

肥胖成因一是营养过剩，营养不均衡。生命处于一种动态平衡的状态，能量的摄入也不例外。如果机体摄入的能量远超机体消耗的能量，必定会造成能量的储备，这种能量的储备现象就表现为营养过剩。过多的能量往往是以脂肪的形式储存在机体皮下组织、内脏器官周围以及腹部网膜上。男性的体脂肪率超过25%、女性体脂肪率超过30%便称之为肥胖。其次，有部分人的肥胖是药物所致，特别是激素，如口服强的松、静脉注射地塞米松等激素引发体重增长。对于营养性肥胖、药物性肥胖可以通过药物降脂，但遗传性或内分泌失调引起的肥胖则很难控制。

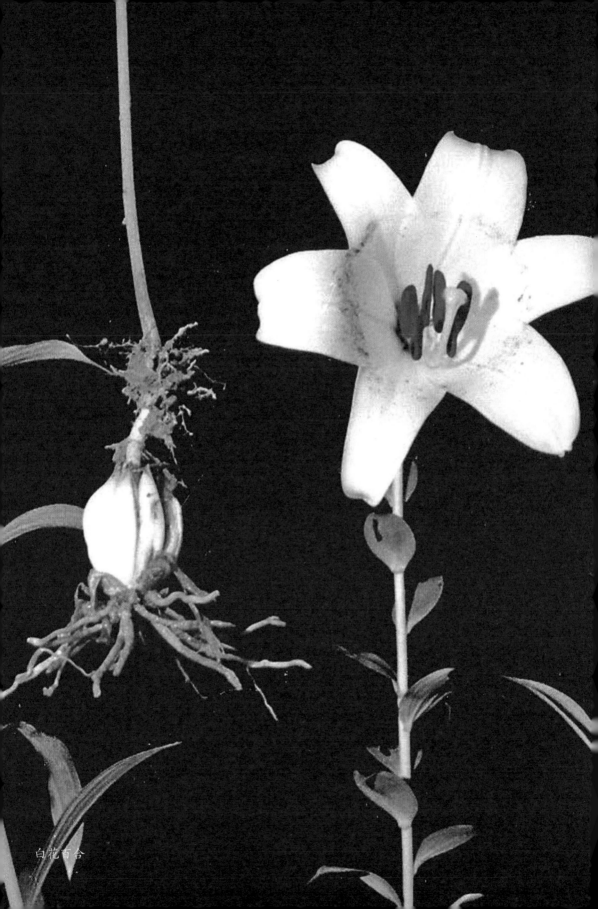

白花百合

| 减肥误区 |

就传统而言，控制食量、加强运动是最安全有效的减肥方式。盲目减肥，乱服药物有百害而无一利。

人为制造腹泻

即服用泻药。泻药一般含有两类成分：番泻叶和大黄。番泻叶、大黄里面的主要成分是蒽醌苷类，包含芦荟大黄素，这些产品在一定剂量内服用是没有问题的，但如果每日剂量达 3 克以上，这些成分会引起细胞突变，引起肠子发黑，变成肠黑变病。此外，人体对泻药依赖性极强，剂量越吃越大，会有成瘾性，短期吃一两个月没有问题，吃一两年问题就大了。

乱服西药

减肥西药中大多含有芬氟拉明、西布曲明、奥利司他、酚酞、大黄素等成分，甚至还添加了兴奋剂。长期服用不仅会严重损害人的心脑和肝肾功能，甚至会导致厌食和急慢性精神障碍。此类药品国外已经禁用，但国内某些减肥产品里仍含有。

| 中医减肥法 |

通　便

《黄帝内经·素问》："大肠者，传道之官，变化出焉。"人体排泄的途径有四条，即排汗、呼吸、排尿、排便，其中最后一条途径是经由大肠排泄粪便。食物残渣在大肠内一般停留在十小时以上，在此过程中，大部分水分、无机盐和维生素被大肠黏膜吸收。未消化的食物残渣经过细菌的发酵和腐败作用形成的产物，加上脱落的肠上皮细胞、大量细菌以及肝排出的某些重金属，如钙、镁、汞等盐类，共同构成粪便。通便即是促进机体排便，排除体内残存的毒素，减少人体的吸收。

通便的四个环节中第一环节是肠蠕动，增加肠的收缩功能，医学上叫蠕动功能；第二环节是反射，如有人每天吃完早饭后排便，有人空腹起床第一件事就是排便，这是一种神经反射，要养成习惯；第三环节是肠道收缩，这是受节后神经控制的，加强节后神经的反射，兴奋节后神经的收缩功能也能排便；第四环节是肠壁的压迫，即通过腹肌压迫排便。通过上述四个环节，使肠管收缩，促使大便软化。有两类中药可以达到通便的效果。

一类是养阴药，即补益人体阴气、阴精的药。

地 黄

地黄有生地黄和熟地黄两种，无毒。生地黄是采下来晒干的地黄，熟地黄是经炮制后变熟的地黄，两者都是补阴清火的中药。中成药六味地黄丸的主要成分是地黄。地黄能生津润燥，增加腺体分泌，改善口干、眼干、鼻干、大便干；补血生血，调节内分泌功能；具有抗血管炎、抗关节炎、抗变态反应等作用。但需要注意的是，地黄需要煎一小时左右才能将有效成分析出。

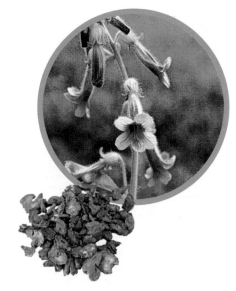

地黄

麦冬

麦冬为百合科植物麦冬的块根，比较常见，绿化带里便有很多麦冬草，既能绿化草坪，又能采药作为中药材，其产地遍布全国。麦冬味甘柔润，长于滋养胃阴，生津止渴，兼清胃热，广泛用于胃阴虚有热之舌干口渴、大便干结等。中医上常常将麦冬作为药膳的一种原料，可连同药渣一起服用，每日剂量为30克，其有效成分溶解于水，或可泡茶喝。

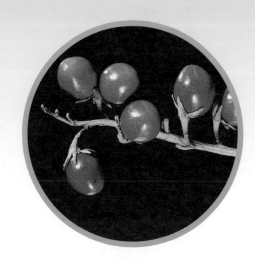

麦冬

枸杞子

枸杞子除了明目功能，还有轻微的降糖效果，但是需要长期服用。江浙一带的枸杞子干瘪且小，味道也不好，一般不入药。宁夏的枸杞子颗粒饱满，带有甜味，可泡茶或煮沸后食用，剂量多少均可，无毒。此外，枸杞子还具有抗衰老的功能。

上述的地黄、麦冬、枸杞子三味药的有效成分是多糖类，能够润肠，促进肠液分泌，使大便软化。

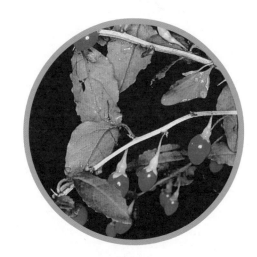

枸杞子

第二类是果仁类药，如核桃仁、瓜子仁、黑芝麻等，富含油脂，能润滑大肠，但是滑肠作用比较弱，不如地黄、麦冬这一类药作用强。

促进肠蠕动

虎 杖

夏天农村里虎杖遍地皆是，新鲜的虎杖比干燥的效果更好。既能增加肠液分泌，又能促进肠子收缩，用 30 克泡茶喝或煎服，能使大便变稀。虎杖是保肝药，能够升高血小板、降低氨基转移酶，无不良反应。如果 30 克不能见效，可加至 60克，与地黄一起煎服。另外，虎杖还有利湿退黄、清热解毒、散瘀止痛的功效。

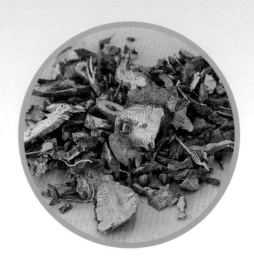

虎杖

槟 榔

槟榔在中药里叫花槟榔，是有花粉的，一般中药店里都能买到。民间尤其是台湾地区的民众喜欢嚼槟榔，当成水果吃。中药里用以煎服。槟榔含有生物碱，能使节后神经兴奋、肠管收缩。此外，槟榔还有杀虫、利水、截疟的作用。

除了上述方法，中医还有针灸减肥、拔罐减肥、耳穴减肥、穴位埋线等减肥法，各有特色，且因不良反应小而备受大众青睐。

影响食欲的中药

石 膏

生石膏是结晶状的，其化学成分有硫酸钙、水离子，是结晶水的硫酸钙离子。

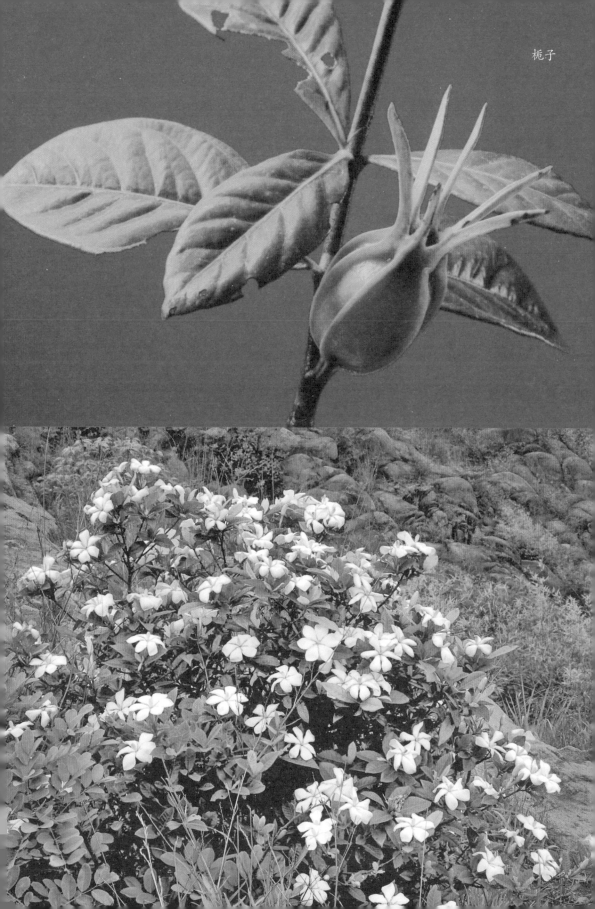

栀子

长期服用容易倒胃口，影响食欲，但有清火之效。粉状的石膏不能吃。

栀 子

栀子为栀子花的果实，无毒，吃一两颗便会倒胃口，甚至引发呕吐。临床上用炒焦的栀子降胆红素，保肝降酶、护肝，一般剂量少于 10 克，再多则会影响食欲。此外，生栀子捣烂加酒调和可外敷消肿，用于扭伤。

高血脂、脂肪肝人群的药食调理

合理的饮食对于降低血脂有着重要的意义。如果仅仅是胆固醇含量增高，需要少吃动物性脂肪含量高的食物，如肥猪肉、羊肉，动物的脑髓、内脏，蛋黄、贝类以及软体类食物。对于牛肉、鸡鸭肉、鱼虾、奶类、植物油等，可放心食用。如果甘油三酯也升高，还要少吃含糖量高的食品。此外，有一些食物长期食用可以降血脂，如豆制品、大蒜、洋葱等。

降血脂的中药

黑木耳

黑木耳的两大功效一是增强免疫，二是降血脂。民间有各种各样加工黑木耳的方法，如做汤、做菜等。

马齿苋

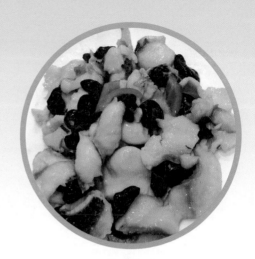

黑木耳炒鱼片

马齿苋，性寒，味酸，属于清热药类。主要功效有清热解毒、凉血止血、止痢。药理证实，马齿苋含有的成分能够抗血管硬化、降血脂、降尿酸、抗衰老。对于马齿苋，民间的加工方法有很多，如腌制、炒菜、做汤。

金银花

金银花，性寒，味甘，属于清热药类。主要功效有清热解毒、疏风散热。古时金银花是用来降低体温退烧的。如小儿高热40℃，可取金银花15～30克煮汤服用，能降低体温，快则一天，一般需要两至三天。现代药理证实，金银花确实有降低体温的效果，退烧、抗细菌、抗病毒、分解毒素，但它不像西药的作用那么强、那么快。此外，金银花还有降血脂的作用，长期服用没有不良反应。

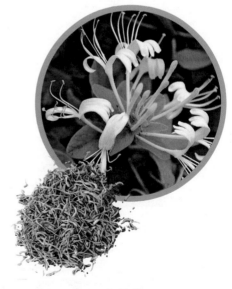

金银花

脂肪肝的保健中药

枸杞子

枸杞子，性平，味甘。主要功效是滋补肝肾、益精明目。枸杞子的保肝作用已得到药理研究证实。可每日服用 10 ～ 30 克，长期坚持，没有不良反应。有多种食用方法，煮食、喝汤、炒菜、泡茶，或者直接吃，均可。以宁夏的枸杞子最好。

枸杞树皮

枸杞树皮，即刨出来的茎皮和根皮，皮亦叫地骨皮，该药具有抗脂肪肝作用。味甜，每天 30 克，长期坚持食用，可以消除脂肪肝。

三　七

三七，性温，味甘、微苦，属于化瘀止血药类。主要功效有化瘀止血、活血定痛。该药是治疗跌打损伤的常用药。现代药理研究证实，服用三七后不易发生骨质疏松，还可以消除脂肪肝。每天服用 3 克，长期坚持，以云南三七最好。三七可以磨粉、做菜、做汤，是煲汤、火锅的常用调料。但三七也有不良反应，长期过量服用会引起出血。三七既能止血，也能活血祛瘀，这个度较难掌握。可以吃吃停停，吃一段时间停下来，过一段时间再吃，预防出血。

决明子

决明子，性微寒，味甘、苦、咸，属于清热药类。主要功效有清热明目、润肠通便。夏天喝决明茶可以解暑，味道类似咖啡的香味，炒焦后香味尤为明显。决明子可以明目，也可降血脂，消除脂肪肝，没有不良反应。

莲子心

莲子，性寒，味苦，属于收涩药类。主要功效有清心安神、涩精止血。荷花全身都是宝，全身都可以入药，降血脂作用最好的是莲子心。莲子心能够降血脂，消除脂肪肝。

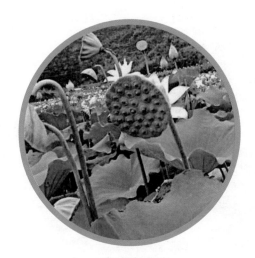

莲蓬

地骨皮三七炒鱼片

● 材　　料：三七片、地骨皮、鱼。

● 做　　法：先将三七片和地骨皮一起煮成汤，再红烧鱼片，后将前者的汤加入鱼片中，亦可放入黑木耳等其他调味品一起炒。

● 功　　效：此道药膳中的地骨皮能够解决高血脂、脂肪肝的问题，鱼本身为低脂肪含量的食物，含优质蛋白。

● 适用人群：高血脂人群。

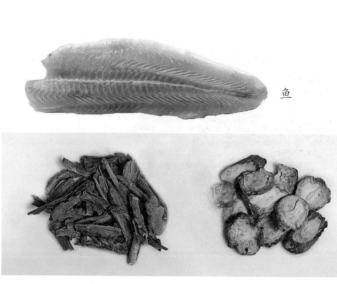

鱼

地骨皮

三七

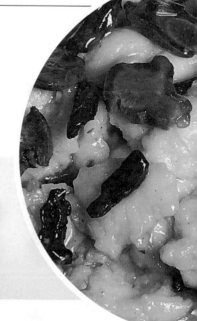

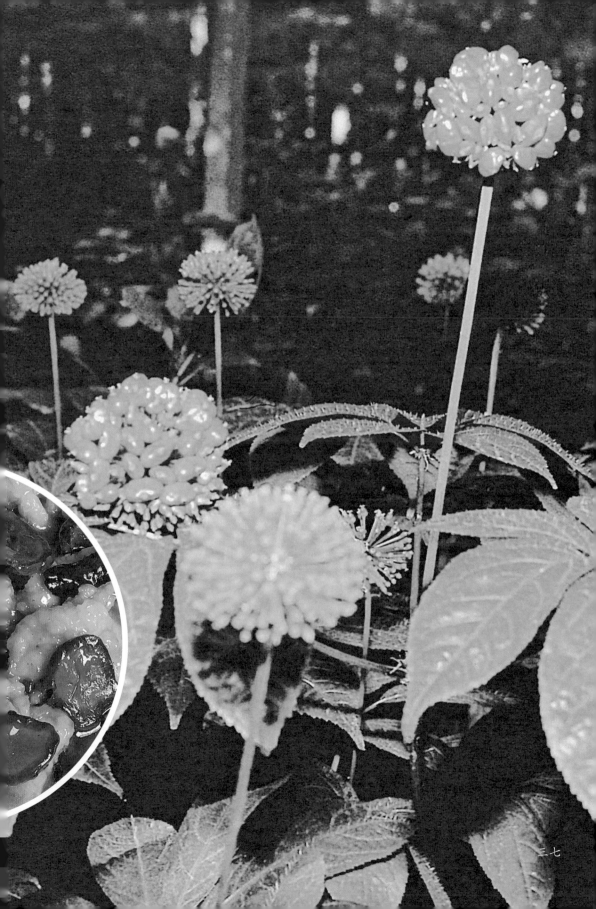

三七

降 脂 茶

● 材　　料：决明子、虎杖、茶叶（可以是绿茶、红茶、乌龙茶等）。

● 食用方法：各取适量，开水冲泡。

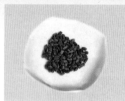 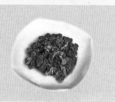 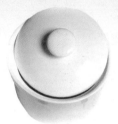

決明子　　　　　　虎杖　　　　　　茶叶

保肝消脂茶

● 材　　料：决明子、三七、地骨皮、虎杖。

● 食用方法：各取适量，开水冲泡，亦可加适量茶叶泡茶，
　　　　　　需要加盖浸泡半小时左右或直接放入水中煮沸。

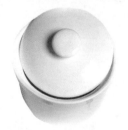

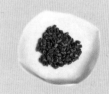 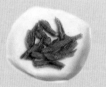 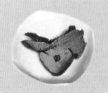

決明子　　　　　三七　　　　　地骨皮　　　　　虎杖

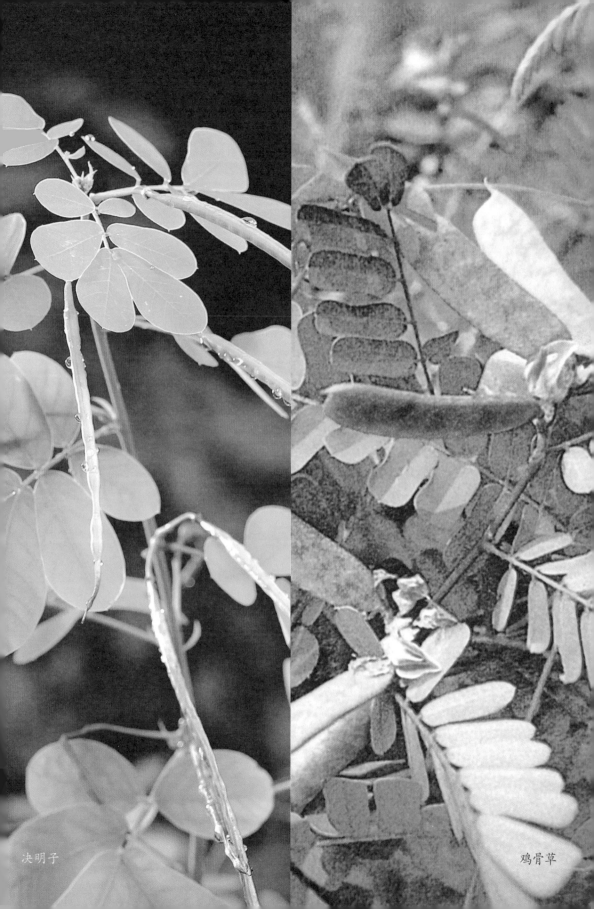

决明子

鸡骨草

保肝降酶茶

● 材　　料：鸡骨草、女贞子、茶叶（可以是绿茶、红茶、乌龙茶等）。

● 食用方法：各取适量，开水冲泡，需要加盖浸泡半小时左右或直接放入水中煮沸。

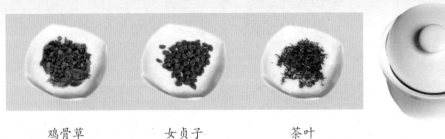

鸡骨草　　　　　　女贞子　　　　　　茶叶

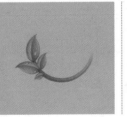

药食辅助调理三高

在日常生活中，高蛋白食物摄入过多容易发生痛风，这是因为食物蛋白质在人体内会分解成为一种重要的营养物质——嘌呤，而嘌呤经过氧化代谢后生成尿酸。如果尿酸过多，超过肾脏的排泄能力，就会造成高尿酸血症，进而引发痛风。

少吃含有高嘌呤的食物，多喝水，是降低尿酸的第一步。当痛风发作时，人们往往要服用一些止痛药、促进尿酸排泄药等不同类型的药物。西医主要是用含秋水仙碱的药物，秋水仙碱是从秋水仙里提取的一种生物碱，具有抗癌作用。痛风急性

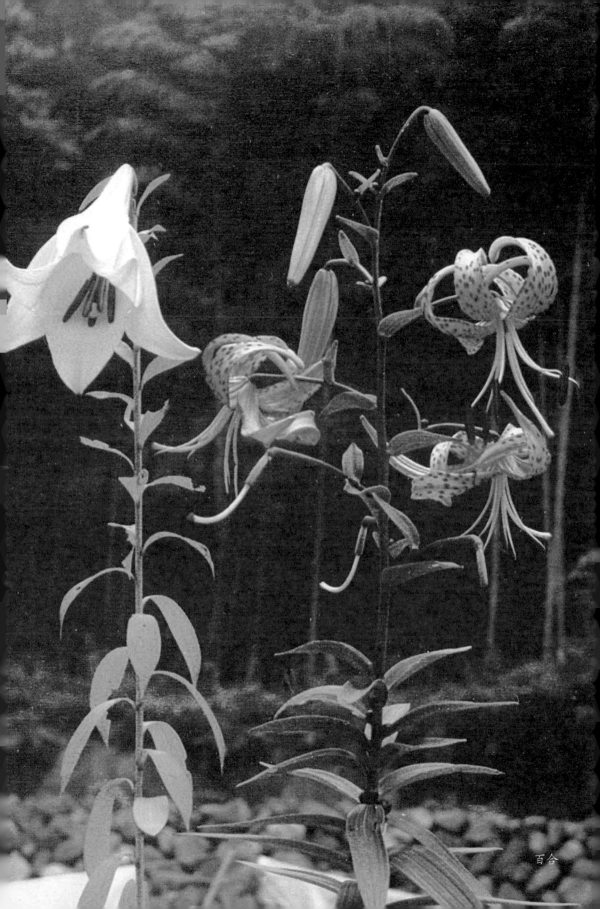

百合

发作时口服秋水仙碱片会使红肿消除，但也会使人一天拉稀十几次。秋水仙碱片是有毒的，肝毒性、肾毒性都有。其他的降尿酸药物还有别嘌呤醇，它的作用是抑制嘌呤向尿酸转化，减少嘌呤的产生。别嘌呤醇比较缓和，效果比较慢，需要长期服用，且长期服用会损害肝肾功能。

| 降尿酸的中药 |

慈 姑

慈姑，性凉，味微辛、甘，属于清热药类。主要功效有清热解毒、消痈散结。其含有微量的秋水仙碱，用于治疗高尿酸血症及痛风。

百 合

百合，性微寒，味甘，属于补虚药类。主要功效有养阴润肺、清心安神。经常食用有助于降尿酸。

秦 皮

秦皮，性寒，味苦、涩。属于清热药类。主要功效有清热燥湿、收涩止痢、止带、明目。在古方里，秦皮用于治疗腹泻、菌痢。该药有三大功效：一是降尿酸；二是明目，消除眼睛的慢性炎症；三是保护皮肤，使皮肤增白。

桑 叶

桑叶，性寒，味甘、苦，属于解表药类。主要功效有疏风解表、清热润肺、

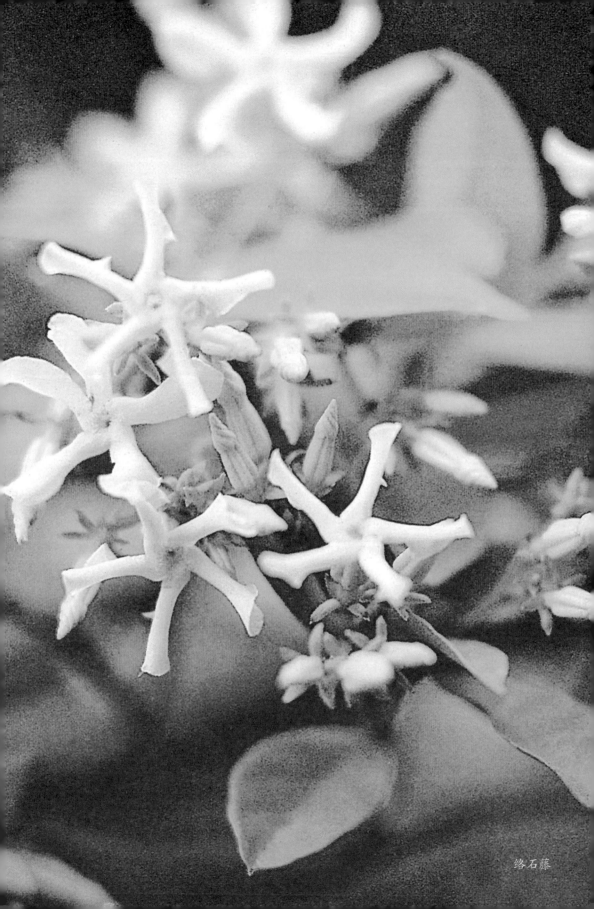

络石藤

平抑肝阳、清肝明目。桑叶不仅可以增白、祛痘，也有降尿酸的作用。需长期坚持。

络石藤

络石藤，性微寒，味苦，属于祛风湿药类。主要功效有祛风通络、凉血消肿。经动物实验研究证实，络石藤具有降尿酸作用，且没有不良反应。

车前草

车前草，性微寒，味甘。主要功效有利尿通淋、渗湿止泻、明目、祛痰、清热解毒。其新鲜草药有降尿酸的作用。

桑白皮

桑白皮，性寒，味甘，属于化痰止咳平喘药类。主要功效有泻肺平喘、利水消肿。桑白皮是桑树里面的一层白皮，和桑叶有类似的功效，可以增白、降尿酸。

| 改善高血压症状的中药 |

天　麻

天麻，性平，味甘，属于平肝息风药类。主要功效有息风止痉、平抑肝阳、祛风通络。天麻用于治疗各种各样的头晕，包括高血压头晕、低血压头晕、颈椎病头晕、血细胞减少性头晕、耳源性头晕等，而且效果很好。一般剂量为10克

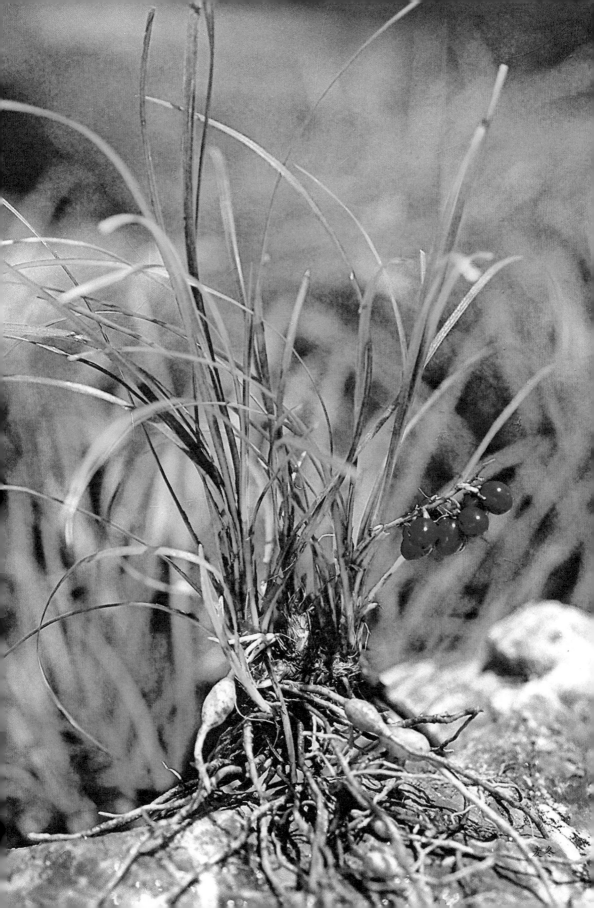

麦冬

左右，不需要很大。由于中药降血压的效果较慢，可能需要长期服用，但天麻对改善头晕有立竿见影的效果。此外，天麻还具有抗惊厥、抗癫痫、抗抽筋、镇静的作用，对于晕船也有效，但无催眠作用。炖鸡汤时可加少许天麻作为调料，可以长期吃。

白蒺藜

白蒺藜，性微温，味辛、苦，属于平肝息风药类。主要功效有平肝疏肝、祛风明目。白蒺藜可以治疗头晕、头疼，尤其以治疗头疼的效果为好。颈椎病头疼、神经性头疼均可用。一般30克左右，没有不良反应，且能够双向调节血压，但是血压很高时无法明显降压。

何首乌

何首乌，性微温，味苦、甘、涩，属于补虚药类。主要功效有补益精血（制用）、解毒、截疟、润肠通便（生用）。何首乌既有降血脂的作用，又有乌发的作用，还能抗血管硬化。但何首乌不宜生用，有毒。制首乌煎汤喝一般剂量为10～30克，需要长期坚持服用。

| 辅助降糖的中药 |

麦 冬

麦冬，性微寒，味甘、微苦，属于补虚药类。主要功效有养阴润肺、益胃生津、清心除烦。小区绿化带里的麦冬草挖出来的块根，即是麦冬。降糖时一般用30克，煮汤或烧菜均可。

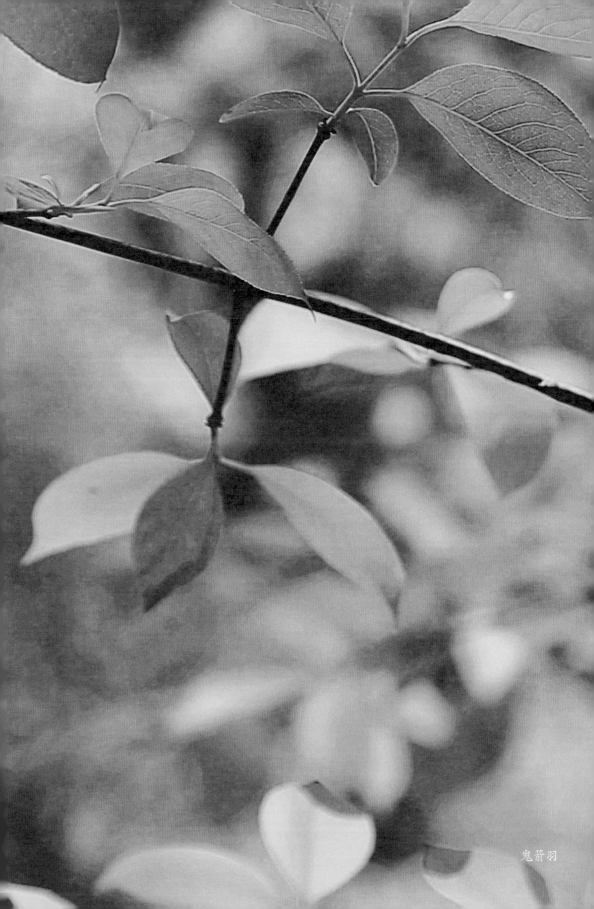

鬼箭羽

山 药

山药，性平，味甘，属于补虚药类。主要功效有益气养阴、补脾肺肾、固精止带。山药的降糖作用很弱，可以当食物，亦可作药材。

鬼箭羽

鬼箭羽，性寒，味辛、苦，属于活血化瘀药类。主要功效有破血通经、解毒消肿、杀虫。新鲜草药具有降糖作用，可促进胰岛素分泌。

清利头目茶

- **材　　料：** 天麻、白蒺藜、菊花各3克。

- **功　　效：** 适用于高血压引起的头晕、目糊、头疼等。在此方基础上加适量枸杞子，可以明目。

- **食用方法：** 开水冲泡或直接水煮。

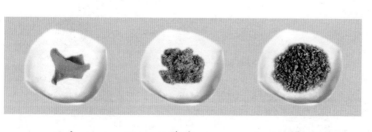

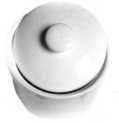

天麻　　　　　菊花　　　　　白蒺藜

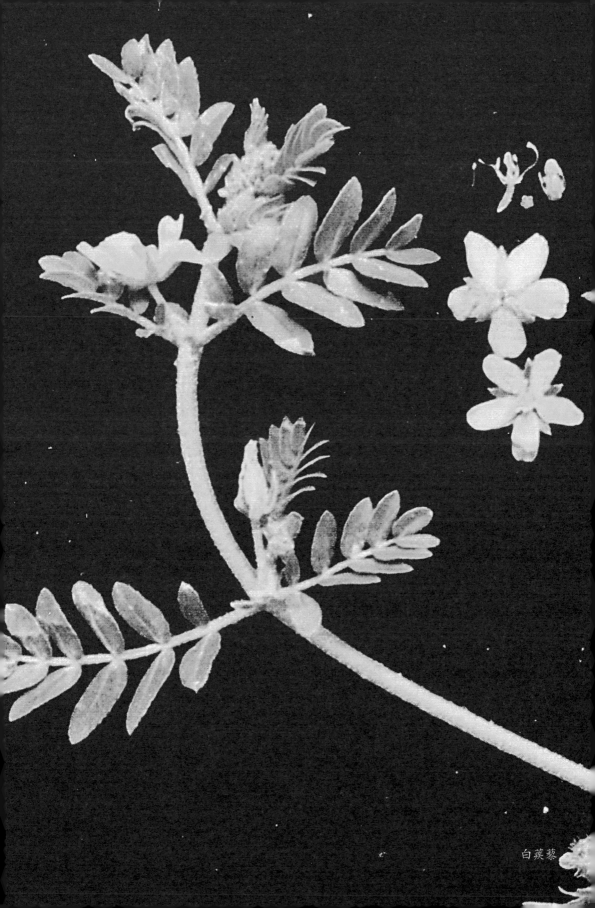

白蒺藜

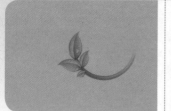

揭开名贵补品的神秘面纱

| 人　参 |

人参是一种珍贵的药材，在古代被誉为精灵一样的百草之王，稀有而名贵，是养生佳品。目前的药材市场上人参的品类繁多，价格也参差不齐，其中不乏以次充好、以假乱真的情况。那么，应该如何识别呢？

人参产于中国的长白山地区，东北吉林的人参是道地药材。以前的野山人参现在只能在博物馆里看到，无法采集。现在上海所有大药房、中药店里面的人参都叫山参或移山参，即把野山人参的籽迁移过来种植的人参。

现在市场卖的有生晒参、红参、西洋参、高丽参等几种。种植的人参的块根，采挖、晒干后叫生晒参，是空心的。红参由六年的人参的地下根做成，很硬、很粗。其中有两种牌子保证是六年的人参根，一是高丽红参，二是西洋参。西洋参来自美洲，也叫花旗参，种属为五加科。

在我国，食用人参的历史非常悠久。汉代的《神农本草经》就把人参列为滋补上品。现在很多人将人参作为日常保健品来服用。其实，人参的种类不同，功效也就不同，必须根据不同人的体质来选择合适的人参产品，如高血压、内火大、发热的人，不宜吃红参或生晒参；而脾胃虚汗者，不宜吃西洋参。人参之所以有滋补作用是因为其主要成分是人参皂苷。红参含有三类皂苷：二醇苷类、三醇苷类、果酸苷类。生晒参和西洋参主要含二醇苷类，其含有的有效成分之皂苷

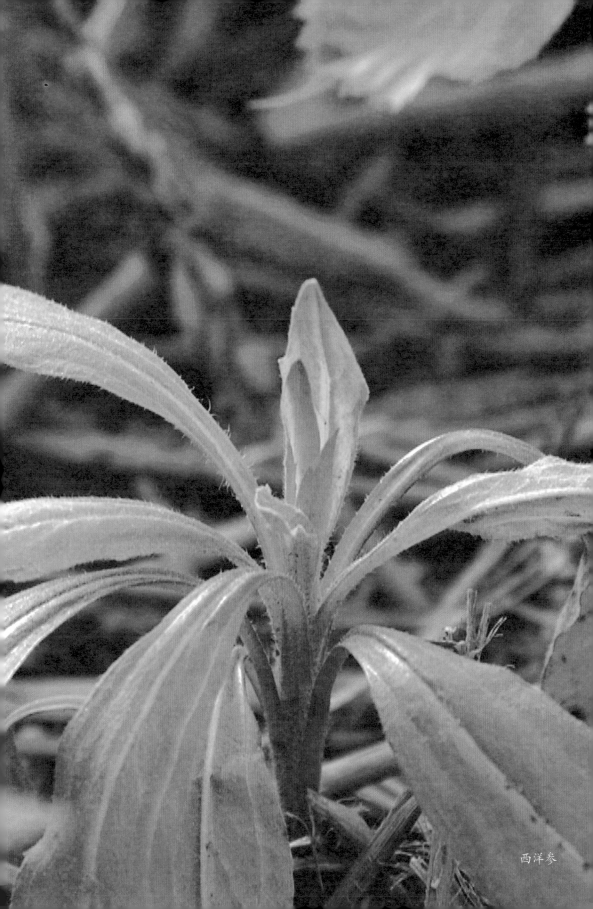

西洋参

的含量是红参的一半。

服用人参后的不良反应首先是肚子饱胀，因此不可饭后服用。但如果出现肚子胀的情况，可以吃白萝卜或服用萝卜籽（即莱菔子）解决胀气。有一种说法认为，人参与萝卜、莱菔子不宜同时服用，但笔者认为人参大补元气，萝卜能通胃肠之气，此"气"非彼"气"，因此笔者不主张萝卜和人参忌口。清代本草书上有记载，人参跟萝卜一起服用，各有各的功效。其次是上火，服用红参后会很快上火，服用生晒参、西洋参后会出现牙齿红肿、鼻子出血、喉咙疼痛、大便难解等上火症状，出现这些症状可以用金银花、石膏等清火。古代有个经典方子白虎加人参汤，便是将人参跟石膏一起用。

人参是全方位补益身体的，它对身体的补益作用远不止增强免疫，能很好地调动身体各个机能，还能抗衰老、增强心脏功能、促进造血功能和内分泌功能。

黄 芪

黄芪味甘，可以全方位调节和增强免疫功能，包括非特异性免疫、特异性免疫。黄芪是非常好的中药，可以放在鸡汤里一起炖汤，可用 10 克或者更大剂量 30 克，没有不良反应。过量可能会有轻微的胀气、上火。产于内蒙古的黄芪是道地药材。参芪热汤是用人参、西洋参、黄芪熬汤，加入猪肉、牛肉、羊肉均可，再加调味品，可以作为大病后、手术后、化疗后的补品。

灵 芝

灵芝含有 150 多种成分，煮沸半个小时以上可全部溶解，已经得到实验证实。现在野生和培植的灵芝都有，但大多是培植的，在《本草纲目》中就有培植灵芝的相关记载。灵芝的主要功效是增强免疫，作用不及人参、黄芪，但是没有不良反应。

冬虫夏草

冬虫夏草的作用有两个：一是增强免疫；二是调节内分泌功能。它含有300多种有效成分，服用后可以抗衰老。西藏和青海的冬虫夏草属于道地药材，但产量很低，市场价格比黄金还贵，且年年上涨。四川、甘肃、云南等地也产冬虫夏草，但不是道地药材，作用没那么大。

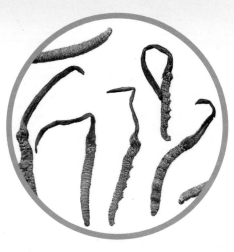

冬虫夏草

燕　窝

燕窝是金丝燕筑的窝，是金丝燕吐的唾液和身上掉下的鸟毛筑成的巢窝。一根毛或一根草都没有的燕窝一般都是假的。金丝燕做的巢是白色的，叫白燕；因金丝燕的食物中包含海藻等物使其唾液含杂质呈红色丝所筑成的巢叫血燕；再做的巢，采掉后叫燕脚，这种燕窝不值钱。中医传统书如《中药大辞典》《本草纲目拾遗》等都认为白燕的疗效比血燕好，但商业认为血燕好。白燕的具体功效尚不清楚，只知道其可以增强免疫功能，可能还有抗衰老的作用。此外，燕窝还有养颜美肤的功效。

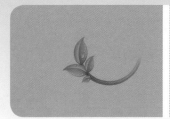

滋阴壮阳 温补肾虚

据《本草纲目》记载，肾乃先天之本，生命之基，肾气衰而百病起。也就是说，从人的外在容颜到内在的生命活力，都受控于肾脏的虚实，而长期劳累、生活紧张、房事过度或年老体衰等原因都会使肾功能失调，出现肾虚症状。

中医所指的肾虚，主要分为肾阴虚和肾阳虚，肾阴虚者会经常感到燥热、头晕耳鸣、口干舌燥。而四肢发冷、面色苍白，多见于肾阳虚的人。人的一生中各个阶段都可能出现肾虚。如果幼儿肾虚会导致发育迟缓。对中年人来说，肾虚会表现出精神萎靡、体力不支、睡眠不佳、工作效率低下等问题，特别是男性，肾气衰减后会导致性功能减退。

| 补阳鹿茸数第一 |

鹿茸是脊椎动物鹿科梅花鹿等雄鹿头上尚未骨化而带茸毛的幼角，用锯或刀将角锯下来后，里边尖尖还带血的叫血片，这是最好的鹿茸。下面不带血的叫白片，或者叫粉片。鹿茸再长高一点，已骨化的叫鹿角。鹿茸能够全方位增加内分泌功能，包括肾上腺皮质功能、雄激素、雌激素。另外，鹿茸还能促进骨髓造血，贫血的人服用鹿茸后，血色素会升高，红细胞、白细胞、血小板全都升高。但其不良反应是会引起上火，服用鹿茸应从小剂量开始，缓缓增加，不可骤用大量。先从一片两片开始服用，不要一下子服用3克、5克，可能会有出血的不良反应，甚至胃出血。此

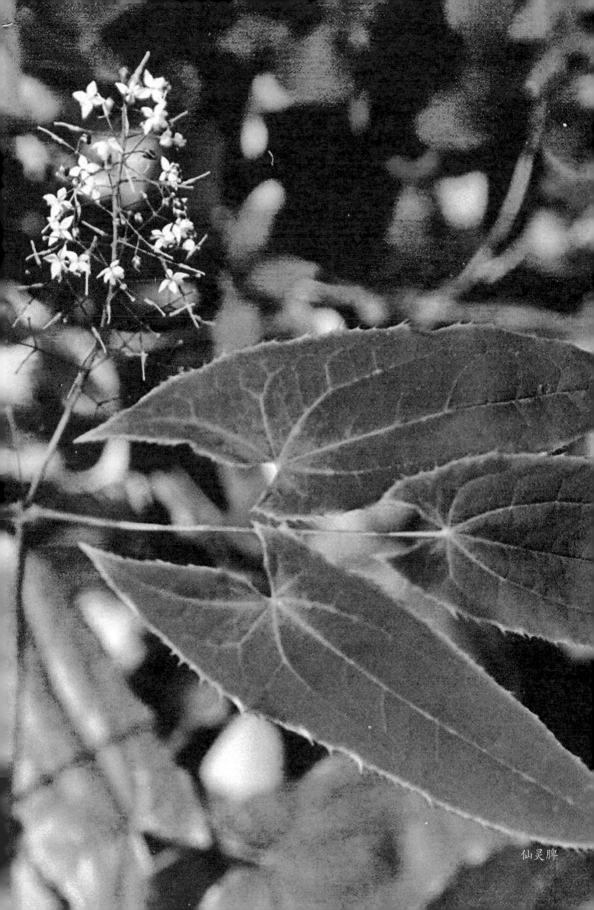

仙灵脾

外，鹿茸有活血化瘀的功效，会加速血液循环。

｜ 益气补血话龟板 ｜

龟板是龟壳动物乌龟的腹甲及背甲，现在的龟板大都是来源于养殖的乌龟。龟板能增强人体的免疫功能，而且主要是增强内分泌功能中的肾上腺皮质功能。龟板需要炮制后才有效果。

龟鹿二仙膏是由龟板、鹿角、党参、枸杞子四味中药组方而成，具有温肾养肝、益气补血、生精填髓的功效，但是此方过于滋腻，不建议长期服用。

｜ 升雄激素谁家灵 ｜

仙灵脾

仙灵脾，亦称淫羊藿，性温，味辛、甘，是小檗科植物淫羊藿和箭叶淫羊藿或柔毛淫羊藿等的全草，羊吃了以后会发性。现在实验研究证实，仙灵脾可以提高雄激素水平，但不能提高雌激素水平。

仙　茅

仙茅，性热，味辛，为石蒜科植物仙茅的根茎。药理研究已证实可以升高雄激素水平，但因其燥烈有毒，有毒成分为石蒜碱，所以临床用量不大，不建议长期使用。

肉苁蓉

肉苁蓉，性温，味甘、咸，为列当科植物肉苁蓉的带鳞叶的肉质茎，道地药材

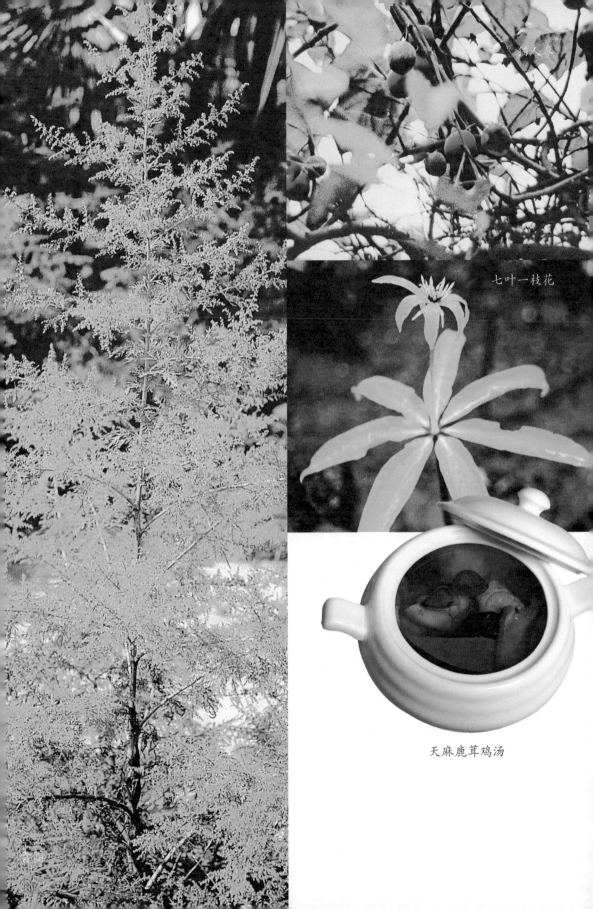

七叶一枝花

天麻鹿茸鸡汤

产于内蒙古，野生肉苁蓉已经很少。该药能够增强内分泌功能、肾上腺皮质功能、性功能，提高雌激素、雄激素水平。

补肾壮阳酒

针对男性的肾虚症状，笔者提供一个补肾壮阳酒的配方，其主要成分是红参 9 克、鹿茸 9 克、仙灵脾 12 克、白蒺藜 30 克、潼蒺藜 30 克、海马 2 条、熟地 30 克、枸杞子 12 克、三七 9 克、西红花 3 克、乌药 9 克、麝香 0.5 克、甘草 3 克，浸泡在 1 500 毫升 40% ~ 50% 的白酒中一个月，可每天饮用 30 ~ 50 毫升。

| 升雌激素蜂王浆 |

紫河车

紫河车，性温，味甘、咸，为健康产妇的胎盘。胎盘里含有雌激素、性激素、孕激素等各种激素，不论男女服用以后精神会非常好，但长期服用会导致小叶增生、子宫肌瘤。男性会有乳房发育现象，甚至有发生乳腺癌的可能。不可把紫河车当保健品服用，更年期女性可以少量服用，男性不建议服用。

蜂王浆

蜂王浆是蜂蜜的排泄物，可以促进性腺激素分泌。服用蜂王浆的女性会出现小叶增生、子宫肌瘤，男性会出现乳房发育，所以不能长期服用。和鹿茸、人参同用可以平衡雌雄激素水平。儿童不宜。

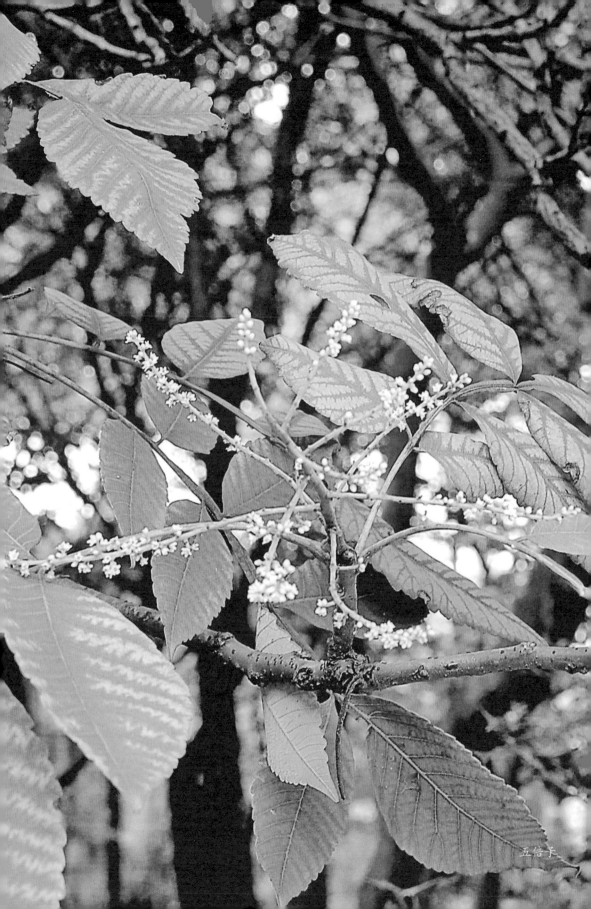

五倍子

女性更年期调理方药

逍遥散

逍遥散，药物组成有当归、茯苓、白术、柴胡、白芍、甘草、生姜、薄荷，该方具有疏肝解郁、养血健脾的功效，对于女性更年期出现的肝郁血虚脾弱的相关症状有调节作用，可根据症状进行相应地加减。

浮小麦

浮小麦，性凉，味甘，为禾本科植物小麦未成熟的颖果。该药对更年期盗汗有较好疗效。

五倍子

五倍子，性寒，味酸、涩。该药对自汗、盗汗有很好的疗效。笔者推荐将其磨成粉，用 3 ~ 10 克敷在肚脐上，大部分人敷脐一周可缓解出汗症状，小儿出汗也可使用该法。但不宜口服，有毒性。

龙 骨

龙骨，性平，味甘、涩，为古代大型哺乳类动物象类、三趾马类、犀类、鹿类、牛类等骨骼的化石。对于更年期非器质性的心动过速女性患者有较好疗效。一般用 30 克，服用一两次可缓解症状。

当　归

当归，性温，味辛、甘，为伞形科植物当归的根。该药是妇科第一要药，可双向调节月经，既能使月经量多的人减少月经量，又能使月经量少的人增加月经量。既能收缩子宫又能放松子宫，可以双向调节。对于更年期月经不调的患者，可用 10 克左右的当归和 5 ~ 10 个红枣一起煎煮，或可加适量浮小麦同煮。

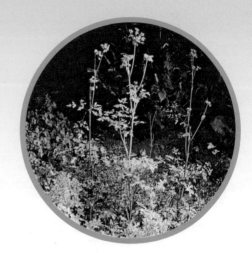

当归

中医认为，肾虚是老年人患病、衰老的主要原因之一，夜尿频多、腰酸腿软、神疲乏力等都是老年人肾虚的直观表现。如果不能及时调理会造成肾功能慢性衰退，甚至在体检时会发现血液中的肌酐、尿素氮升高。

｜　补肾利尿三子佳　｜

沙苑子

沙苑子别名潼蒺藜，性温，味甘，为豆科植物扁茎黄芪的成熟种子。该药与白蒺藜不同，可将两种蒺藜合在一起煎汤服用，剂量为 30 ~ 60 克，对于夜间小便频数有较好疗效，此方出自《本草纲目》，笔者在临床上经常使用，效果显著。

金樱子

金樱子，性平，味酸、涩，为蔷薇科植物金樱子的成熟果实。对于老年人肾虚导致的膀胱功能失去约束产生的尿频可用金樱子 12 克，与沙苑子、覆盆子一起煎煮服用，可改善症状。

覆盆子

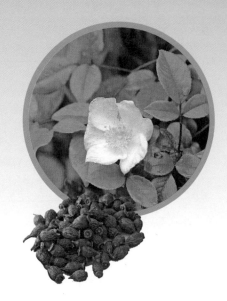

覆盆子，性微温，味甘、酸，为蔷薇科植物华东覆盆子的未成熟果实。老年人肾功能减退导致的遗尿、尿频可用覆盆子 12 克，与沙苑子、金樱子一起煎煮服用，可缓解症状。

金樱子

天麻鹿茸鸡汤

- **材　料：** 天麻 3 ~ 10 克，鹿茸一两片或 3 克。可根据个人口味放扁尖、竹笋、茭白等调味。

- **功　效：** 既能平肝，又能补肾补气。对于老年人头晕、耳鸣、腰酸、背痛、腿软、怕冷等症状都有改善作用。

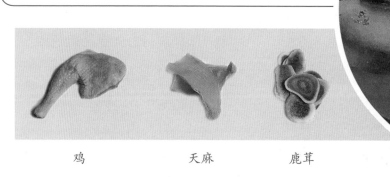

鸡	天麻	鹿茸

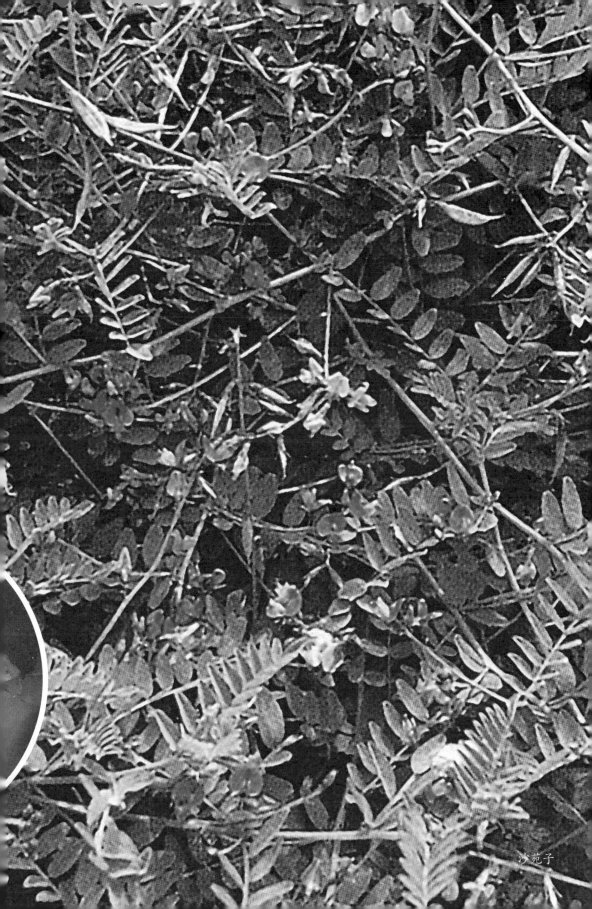

沙苑子

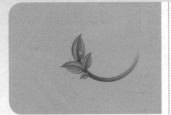

保健养生 延缓衰老

老年人除了注重心脏功能的保健，还要注意保护脑功能。中医认为，脑为髓海，保护脑功能与安宁心神有关，与滋养五脏有关，与流通血脉有关。老年人脑功能的退化，最突出的表现是记忆力减退、反应迟钝、失眠、早醒。此外，老年养生肺部也应作为重点。中医认为，肺为人体十二静脉之始。如果肺气虚衰，不仅会使人气短喘促，而且易感外邪，引发疾病。百合、沙参、麦冬、燕窝等，都是润肺养肺的良药。

改善睡眠五良药

夜交藤

夜交藤，性平，味甘，为蓼科植物何首乌的藤茎或带叶藤茎。自从古人发现该藤夜里交合，白天分开这种现象之后，便把此藤用以治疗失眠，效果明显。现在临床上一般用30克煎汤服用，对于心神不宁、失眠多梦等睡眠不佳的患者有一定疗效，而且价格便宜。

酸枣仁

酸枣仁，性平，味甘、酸，为鼠李科植物酸枣的干燥成熟种子。该药是养心安

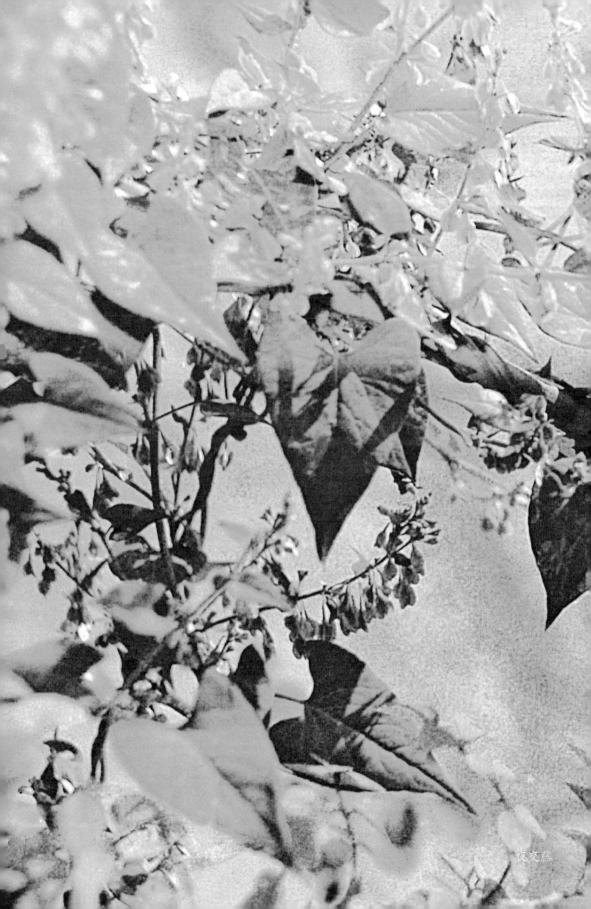

夜交藤

神的要药，主治心肝阴血亏虚，心失所养，神不守舍之心悸、怔忡、健忘、失眠、多梦、眩晕等症。临床上一般用 12 克。

石菖蒲

石菖蒲，性温，味辛、苦，为天南星科植物石菖蒲的干燥根茎。具有宁神益志的作用，可用于治疗健忘、失眠、耳鸣耳聋等症。临床上一般用 12 ～ 30 克。

葎 草

葎草，亦称拉拉藤。治疗失眠用新鲜的葎草比干草效果好，一般用 15 ～ 30 克煎汤服用。

花生叶

花生叶，为蝶形花科植物落花生的叶子。可用新鲜或干燥花生叶煎汤服用，对治疗失眠多梦有一定效果。家庭使用很方便。

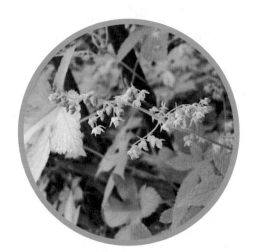

葎草

｜ 骨质疏松宜食补 ｜

骨质疏松是许多老年人甚至是中年人的常见症状，特别是女性，体内的雌激素下降、钙磷代谢不平衡都会导致骨质疏松。那么，骨质疏松需要补钙吗？多吃钙片能够延缓骨头的衰老吗？

笔者建议，老年人骨质疏松不需要额外补钙，没有特别症状可在饮食中补钙。含钙的食物有许多，如水产类的牡蛎、蚌壳、螺蛳壳等。需要注意的是，补钙过多反而会有结石产生，如胆结石、肾结石等。

循序渐进巧运动

老年人为了增强体质，防病强身，充实生活，需要多参加一些适当的体育运动。但是，毕竟年事已高，老年人在进行锻炼时宜循序渐进。

中医主张气血流通，而不是指体育运动。激烈的运动会造成劳损，甚至会导致猝死。要循序渐进，按照原来的生活习惯进行运动，不要改变太快。

贝母枇杷润肺止咳

贝母炖生梨

贝母有两种，川贝和浙贝，可以一起使用。梨把芯子挖掉，切成片，可保留梨皮。把川贝母3克、浙贝母12克或10克，再加点冰糖，放在碗里边，一起隔水蒸半个小时左右，可使川贝、浙贝的有效成分溶解出来。把梨、川贝母、浙贝母、汤汁全都吃掉，这个在家里制作很方便。这个方法有润肺止咳的功效，对慢性气管炎咳嗽有疗效。如果有条件的可以再放点燕窝、冬虫夏草或者人参一起蒸。

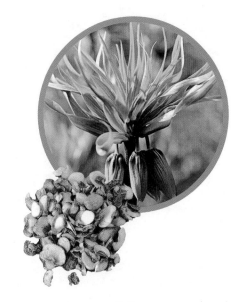

贝母

枇杷叶炖萝卜

将新鲜枇杷叶的毛处理干净，一般用十几片，切碎，取一只萝卜洗净，切片，和枇杷叶一起蒸煮。枇杷叶也可以用晒干的，萝卜也可以用萝卜籽。蒸煮半小时左右，喝汤。该方法治疗咳嗽有较好疗效。

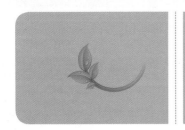

冬令进补膏滋药

| 受热捧的膏方 |

膏方，又称膏滋药、滋补药，是把中药煎熬成汤再浓缩成膏的一种传统方剂。早在东汉张仲景的《金匮要略》中就有对大乌头膏等内服膏剂的记载。明清时期，膏方发展进入相对成熟的阶段，被广泛地应用于临床治疗一些慢性疾病。如今，膏滋药作为防病治病和养生保健的良品，盛行于江南一带。那么，它到底有什么神奇的功效呢？

每年膏方节里，上海有十几万人服用膏滋药，江苏浙江的人也开车到上海来。最近几年，北京等北方地区的人也飞到上海请老中医开膏方。膏滋方在南方很是流行。

笔者小时候看到富贵人家老太爷吃膏滋药，他们隔夜请老中医到家里按脉，按脉以后开膏方，第二天一清早起来，家人用木炭烧炉子，烧得很旺，然后请老药工带好工具到家里，包括大锅子、漏斗、沙滤、筛子、几个大桶等一套做膏滋药的工

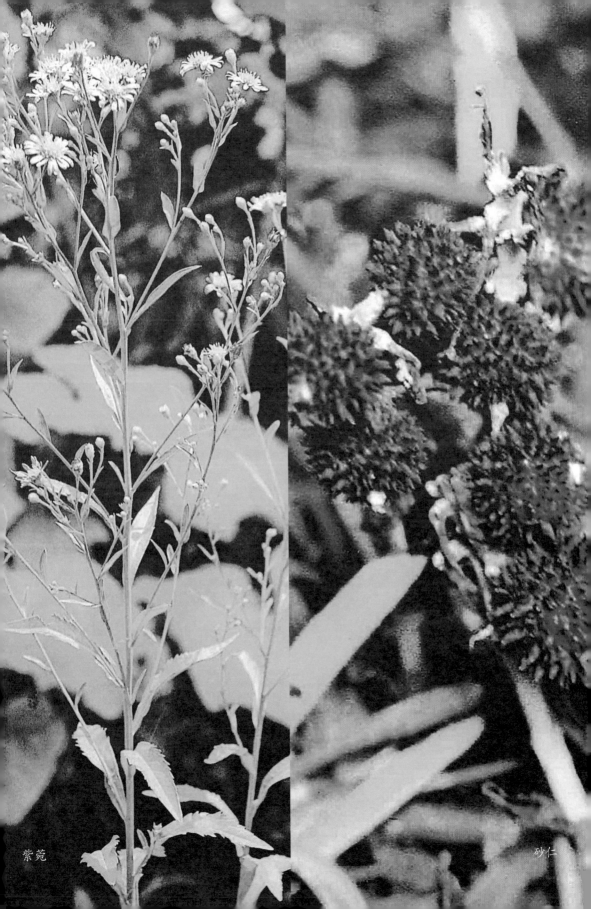

紫苑　　　　　　　　　　　　　　　砂仁

具，需要花费整整一天的时间熬膏药。那时候非常讲究，熬膏前一天还需要拜祖宗、烧香、磕头。熬一天下来最后熬成一种冻状的东西，放在钵头里。每天温一温，化开后吃一点，可以滋补身体、延年益寿。服用膏滋药一是增强免疫，二是强壮身体，减少疾病的发生。

与传统意义上的补药不同，现代膏滋药追求的是治病与防病相结合，扶正与祛邪相结合，调理与滋补相结合。医生在开方时，不仅要辨别不同人的体质特征，还要兼顾其目前的身体状况，特别是原有的疾病，最后制定出适合于个体的滋补膏方，从而达到防病祛病的目的。

｜ 膏滋药的组成 ｜

中药方剂是按君臣佐使、补泻结合的配伍原则配伍的，君臣佐使中的君药，即针对主病或主症起主要治疗作用的药物，可以有一味或者多味中药；臣药有两种意义：一是辅助君药加强治疗主病或主症作用的药物，二是针对重要的兼病或兼症起主要治疗作用的药物；佐药有三种意义：一是佐助药，即配合君、臣药以加强治疗作用，或直接治疗次要兼症的药物，二是佐制药，即用以消除或减弱君、臣药的毒性，或能制约君、臣药峻烈之性的药物，三是反佐药，即病重邪甚可能拒药时，配用与君药性味相反而又能在治疗中起相成作用的药物，以防止药病格拒。按照君臣佐使的配伍原则，一个方子有 20 ～ 50 味的中药，根据病情、体质、症状进行药物配伍。

君药即补阴、补阳、补气、补血的药物。补阴的药物有生地、熟地、山萸肉、麦冬、枸杞子、龟板、鳖甲等。补阳的药物有鹿角片、鹿茸、川断、杜仲等。补气的药物有黄芪、党参、人参、灵芝等。补血的药物有当归、首乌、阿胶、女贞子等。按照补泻结合的原则，光有补药是不行的，也要加一些流通性的泻药。这些药包括活血药、通气药、化湿药、利尿药、通大便药、理气药、清热药，即祛除风、寒、湿、热、痰、瘀、毒七方面的中药。

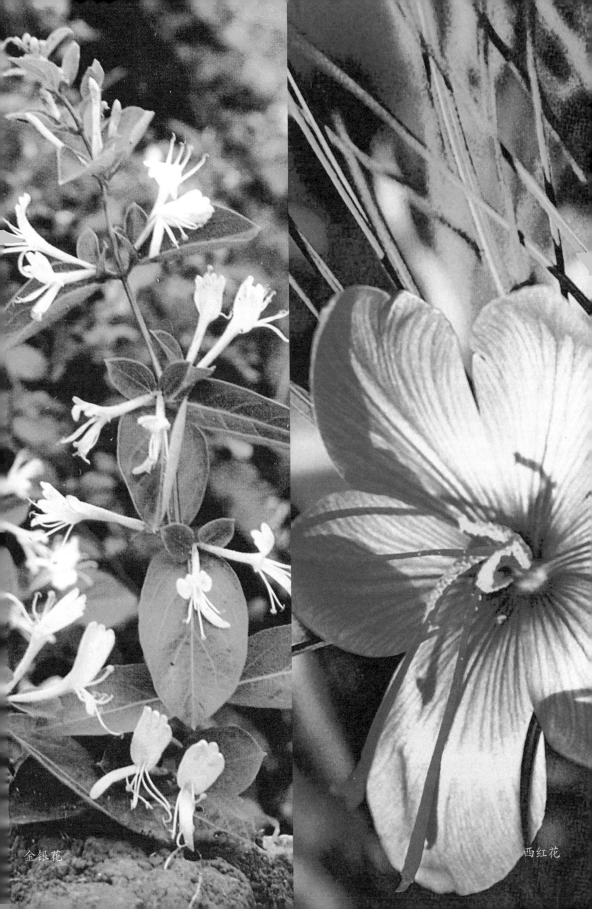

金银花　　　　　　　　　　　西红花

清热药一般有金银花、菊花、桑叶、石膏等。解毒药一般有黄芩、黄连、骨碎补、黑大豆等。化痰药一般用半夏、杏仁、枇杷叶、紫菀、款冬、枇杷叶、川贝母、浙贝母等。化瘀药除了当归以外，一般还用丹参、丹皮、川芎、鬼箭羽、西红花等。活血药中三七使用的比较多。通气药有木香、砂仁、豆蔻、陈皮、橘子皮、枳壳等。通大便药有虎杖、大黄、麻仁等，番泻叶、芦荟一般不用。利水药包括车前子、泽泻、茯苓、猪苓、桑白皮等。这些祛除风、寒、湿、热、痰、瘀、毒的中药都需要根据病情、体质、症状适量加入。由此可见，一个膏滋药方的组成复杂，包含很多味中药。

膏滋药的配方要求选料地道，除了上述介绍的不同功效的中药材，如山参粉、三七粉、鹿茸粉、胎盘粉以及一些另煎的中药，红参、西洋参、冬虫夏草等都可以依据个人需要加进去。膏滋药的制作过程复杂，工艺讲究，涉及浸泡、煎煮、浓缩、收膏、存放等多个环节，一般请中药房代为加工。那么，怎样自制膏滋药呢？

｜ 自制膏滋药 ｜

若没有制作经验，可以请老药工到家里做，学习其制作流程及方法，方便日后自己在家中制作，不仅可以省去一大笔加工制作费，还可以省去加工时间。另外，有些贵重药材如冬虫夏草，还是自己加工比较放心。首先，准备一套制作加工的工具，一口不锈钢大锅、两口小锅。将药材在大锅中浸泡一天，第二天换清水，水漫过药材，可多加些，大火煮沸后再用小火慢熬，差不多时将药汁倒进小锅里，再加水熬第二次，除了不用浸泡以外，其他步骤同前，再倒出来熬第三次，最后将三次熬出来的药汁合在一起再加热浓缩。在此期间可以用另外一口小锅加热溶化阿胶，需要 2～3 个小时，加热过程中需要不断地搅拌。阿胶溶化之后倒进药汁中收膏，放入冰糖或者珍珠粉、羚羊角粉、核桃粉等，用长筷子搅拌，边加热边搅拌，直到黏稠得可以粘在筷子上为止。可以用小瓶子分装，方便食用。放置到第二天就会结冻，不需要太厚，像果冻那样的黏度正好。放置在冰箱里可以长期保存。每天一瓶，

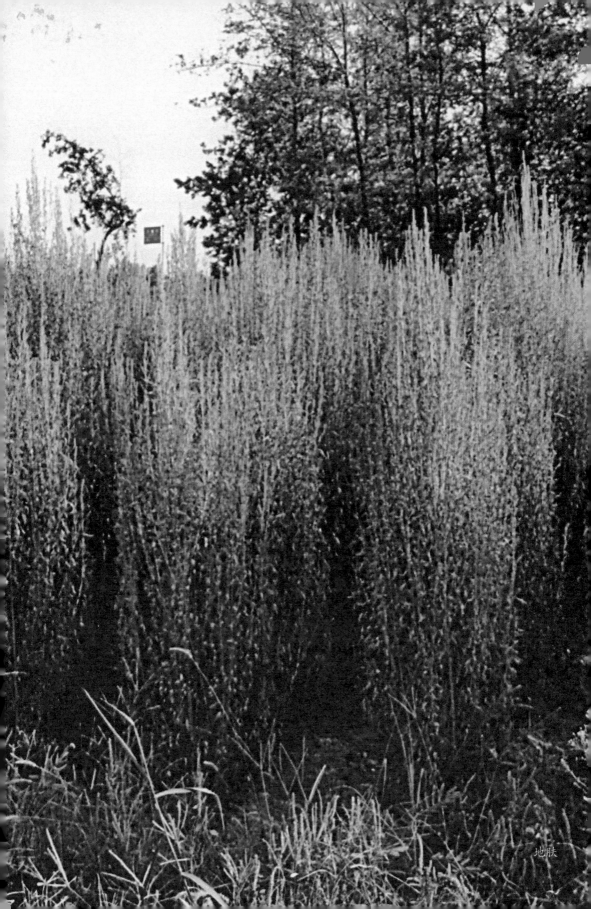

地肤

分一次或两次在饭后服用，需要在一个半月到三个月内全部服用完，如果发霉则不能服用。

　膏滋药的不良反应　

作为滋补调理性药品，膏滋药对于年迈体弱、大病初愈、体力透支以及自身免疫功能减退的人特别适用。但对于健康的青少年或者患有急性疾病的人群，不提倡服用膏滋药。此外，有些人服用膏滋药还会产生一些不良反应。

服用膏滋药的不良反应主要有三个：一是上火，这主要是服用新鲜的阿胶后引起的。阿胶，性平，为什么服用后会有上火的反应呢？年轻时笔者曾听抄方的老先生说，做膏滋药的阿胶必须是陈阿胶为好，至少是放置十年以上的，俗话说，陈酒不上头，陈膏不上火。笔者根据临床经验发现，有上火反应是因为使用的阿胶不是陈阿胶。现在的阿胶都是两年内的阿胶，否则易被列为过期产品。二是饱胀，由于膏滋方里的补药成分太多，泻药成分太少，服用后气不顺，会引起肚子胀、下不通气。因此，笔者认为膏滋方里需要加入适量通大便的中药，使气顺向下，减少饱胀感。也可根据情况加入适量祛风、化湿、活血、通络、清热、解毒的中药以平衡整个方子。三是过敏，短期的过敏反应主要是皮肤发痒，远期的过敏反应是到夏天特别怕热、身上发痒。

为了克服这三个不良反应，需要有针对性地加入适当的中药材进行平衡。上火则需加入清火药来平衡，如生石膏、知母、地黄、金银花等。饱胀则需多用一些通气药、助消化的药。而过敏与人本身的体质、所用药物均有关，需要综合考虑，如果患者是过敏体质，需要在膏滋方中加入少数几味抗过敏的中药，如黄芩、秦皮、白鲜皮、地肤子、土茯苓等。如果服用膏滋药后没有任何不良反应，患者感到精力充沛、睡眠好、胃口好、不感冒、不易感染，效果维持全年，那么目的就达到了。

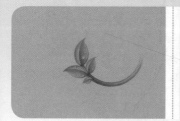

癌症的中医治疗与调理

现在抗癌的方法主要有四个方面，即手术、化疗、放疗、传统中医中药，还有一些新的治疗方法，如免疫疗法、GAMA 刀等。肿瘤转移的途径有三条，即血液播散、淋巴转移、隔壁器官侵蚀转移。

中医抗癌法

癌症从古至今都是难治之症。中医认为，它是由于人体内的气血瘀滞造成的，在长期的临床实践中，中医发现了许多中草药可以有效抑制肿瘤生长，增强抗病能力。

中医通过三个途径治疗肿瘤。第一，扶正抗癌，即中药有扶正作用，通过增强免疫来杀伤癌细胞；第二，中药本身具有弱的抗癌作用，在动物实验中发现中药能抑制癌细胞，在人体上使用可能会对肿瘤细胞起到抑制生长的效果；第三，中药具有细胞毒作用，相当于化疗药物。

扶正抗癌，大部分是补益类中药，包括补气药、补阴药、补血药等，如人参、党参、黄芪、灵芝。这些药本身具有增强免疫的作用，特别是通过增强 NK 细胞的活力达到杀灭癌细胞的作用，但力量较弱。猪苓、云芝、鳖甲、枫斗、石斛、天花粉等中药能够增加人体的抗体水平，或是通过增强免疫功能起到间接杀癌的作用。中医通过扶正抗癌可以使身体很快恢复。

具有弱的抗癌作用的中药有白花蛇舌草、半枝莲、石上柏、天葵子、藤梨根、猫爪草、猫人参、肿节风等，这些中药在临床上经常使用，但力量较弱。在动物实验中已证实具有抑制癌细胞增殖的作用，实验动物服用后能使肿块增长变得缓慢，改善症状，但还不足以使肿瘤缩小。

中药具有细胞毒作用，相当于化疗药物，如生南星、生半夏等，病理研究证实，这些药具有杀灭癌细胞的作用，但需敷在局部才有效果，煎汤

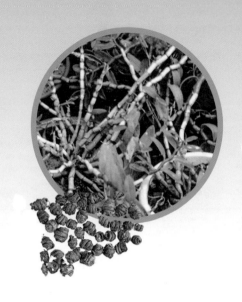

铁皮枫斗

服用效果较差。喜树、魔芋、莪术、苦参、长春花、三尖杉等也有细胞毒作用。斑蝥在古代是用来治疗癥瘕积聚的，属于化瘀药。民间有单方斑蝥炖鸡蛋，可以治疗乳腺癌，长期坚持食用能使乳腺癌肿块缩小。后将斑蝥用以治疗食管癌，患者本来滴水不进、不能吞食，服用斑蝥后逐渐可以进食，中医对此单方加以研究。此外，砒霜、雄黄也能够抗癌，在后期的实验中得以证实，如砒霜可以治疗败血病。这些中药的抗癌机理都属于其具有细胞毒作用，跟化疗的机理类似。抑制癌细胞增殖复制的过程可以杀死细胞使其不再增殖，但是对于不增殖的细胞则无法杀灭。

西医的化疗药物把增殖的癌细胞杀灭后，不增殖的癌细胞作为后备部队会再复制增殖。人体由于化疗后的毒性反应把正常细胞一起杀死，康复较慢，但中药有扶正作用，对人体的恢复有益。此三类抗肿瘤药有100多味，比较平和的是前两类，最后一类大都有毒，必须在安全剂量范围之内使用。

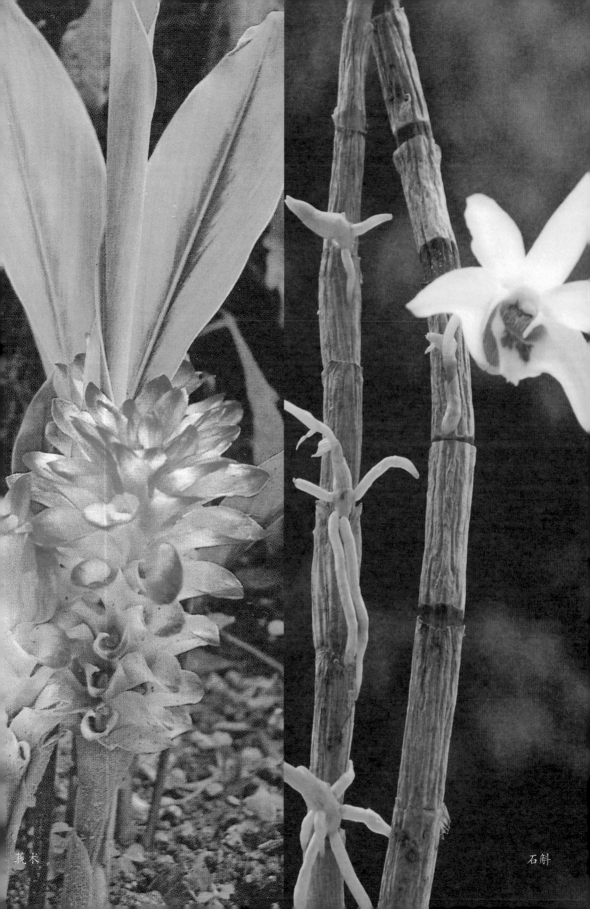

莪术

石斛

| 饮食调理法 |

除了坚持服药，健康、正确的饮食对于患者身体的康复也具有不可或缺的作用。对于肿瘤术后患者，理论上说有些食物对抗癌是有作用的，如蘑菇、香菇类食物含有多糖类，具有抗癌作用，但实际上作用微弱。笔者建议患者多吃含有优质蛋白的食物，优质蛋白容易消化，跟人体的结构比较相似，能被人体吸收并有效利用，转化为能量，如牛奶、牛肉、鱼类、虾类，特别是河鱼，富含优质蛋白。豆制品不是优质蛋白食物，但也可以吃，如果是消化功能差、氮质血症、肾功能不全的患者，则要少吃豆制品。此外，水果营养丰富，主要含碳水化合物、维生素类，还有许多微量元素类。

对于能否食鸡这个问题，一直备受关注。早在20世纪70年代，就有两派截然不同的意见，莫衷一是。通过一项调查发现，鸡会生肿瘤，而鹅生肿瘤的发病率很低，鸭生肿瘤的概率处于鸡和鹅之间。笔者建议，不要吃鸡头颈、鸡屁股、鸡肝。民间有个单方，使用鹅血可以治疗食管癌，且经免疫学专家研究后发现，鹅血可以明显增强免疫功能。

癌症患者需要营养均衡，不要只吃素食。此外，对于有过敏史和痛风的癌症患者，不建议吃海鲜，其他癌症患者可以食用。许多海鲜是有抗癌作用的，且可以提供优质蛋白质。如海藻、昆布、海蛤、牡蛎、牡蛎壳等，既是海鲜也是软坚散结药，在中医中可以用来治疗癥瘕积聚。

对于熏制的、腌制的食物，如腊肉、咸菜，可以稍微吃一点，但不能经常吃，其含有的亚硝酸胺是致癌因子。在平时的生活中需要注意，使用过农药的蔬菜、水果等也不宜食用。

斑蝥炖鸡蛋

- **材　　料**：斑蝥、鸡蛋。

- **做　　法**：把鸡蛋壳打个洞，将斑蝥塞进鸡蛋以后，隔水蒸熟。

- **功　　效**：治疗乳腺癌。长期坚持食用，能缩小乳腺癌肿块。

- **食用方法**：只吃鸡蛋，不吃斑蝥。

化疗放疗后的药食调理

　　肿瘤手术后会有残留的肿块，化疗后部分患者的肿块可能会缩小。早期化疗自身的免疫细胞还可以将癌细胞杀灭，再加上化疗的作用很容易将循环在血液里的癌细胞杀死，但是化疗一般短期有效，长期化疗人体自身的正常细胞也被杀灭了。

　　主要有三大类细胞受化疗影响较大：第一类是胃肠道细胞，化疗后胃肠道反应很大，食欲不振、恶心；第二类是骨髓细胞，化疗抑制了骨髓的造血功能，产生白细胞减少、红细胞减少、血小板减少、贫血等表现；第三类是免疫细胞，化疗把人体正常的淋巴细胞、吞噬细胞一起杀死，抑制了免疫功能，使得自身的抗癌力量减

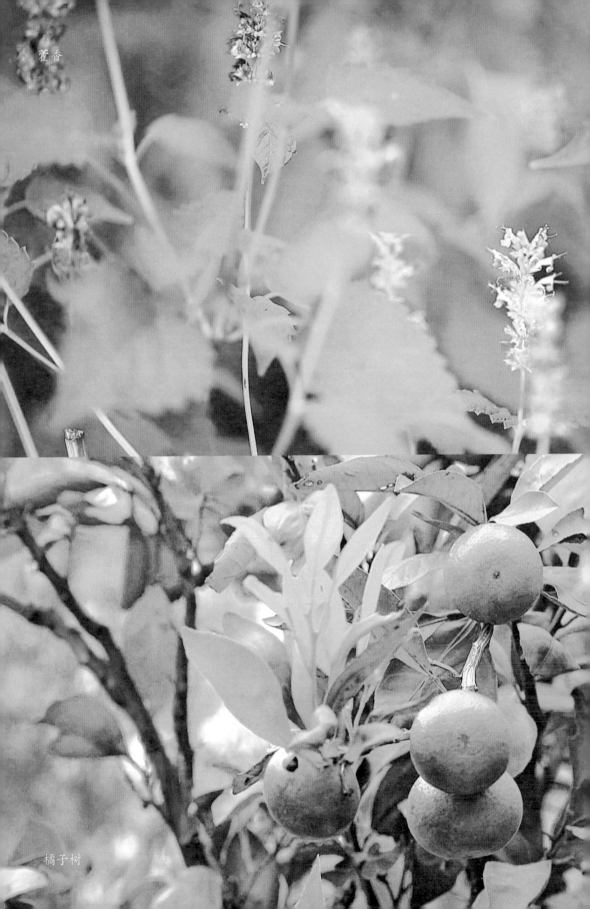

藿香

橘子树

弱。免疫功能恢复得慢，而肿瘤还会继续增长。若是一两个疗程化疗下来无法坚持，不要勉强，长期的化疗会使身体更加虚弱。

化疗后的中药调理

化疗后要从三个方面进行中药调理：一方面是减弱消化道反应，使用中药帮助患者恢复食欲；一方面是升高白细胞，骨髓的造血细胞抑制以后，可以使用中药促进造血；最后是增强免疫，使用中药帮助增强巨噬细胞、淋巴细胞等免疫细胞的功能，可以加快患者的自身免疫功能，增强其抗病能力。

化疗除了会让患者食欲不振、血细胞数量降低、自身免疫力下降之外，有些化疗药物还会对身体的内脏器官造成毒性损害以及产生脱发、听力减退、皮疹等各种并发症。对患者来说，除了要有积极乐观的心态，还要采取有效的治疗方法。

开胃的中药较多，健脾和胃药、理气药均可，如白豆蔻、藿香、枳壳、陈皮、白术、茯苓、半夏等，都能够增强食欲。中成药藿香正气散也能够使人开胃，单用藿香或白豆蔻、莱菔子泡茶喝均可。

帮助升高白细胞、血小板的药，西药有升白宁、利血升、鲨酐醇等，可以很快升高白细胞，但服用过多会产生耐药反应。中药主要有黄芪、当归、阿胶、白芍、人参、党参、熟地、山萸肉等，这些补气补血药都能够升高白细胞。古方二至丸是由女贞子和墨旱莲组成，现代药理研究证实，该方既能够升高白细胞，又有保肝降酶的作用，可用于治疗血虚头晕。升高血小板的中药如熟地、首乌、山萸肉、鹿角片、鹿角胶、龟板胶、阿胶、花生衣等。升高红细胞效果

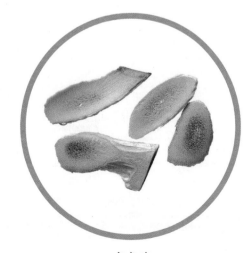

鹿角片

最好的中药是阿胶，此外，当归也可以升高红细胞，如当归补血汤，当归跟黄芪同用，可以升高红细胞，改善贫血症状。但当归属于活血药，使用后有可能在活血过程时促进癌细胞转移。研究活血药时应一分为二，在化疗的同时配合活血药，能够使化疗药物进入肿块里面，使化疗增效，但在非化疗期间，使用活血药会促进癌细胞的转移，不建议使用红花、桃仁、西红花、当归、川芎、丹参等活血药进行调理。

增强免疫的中药有人参、黄芪、枫斗、鳖甲、枸杞子、龟板、灵芝等。人参、黄芪服用过多会引起饱胀等不良反应，灵芝没有不良反应。但经临床使用发现，还是人参、黄芪增强免疫的效果较好，使用时可以减少剂量以避免不良反应。

| 配合放疗的中药 |

放疗也是癌症治疗中不可缺少的手段之一，但是放疗会引起身体一系列的功能紊乱与失调，如精神不振、食欲下降、口腔溃疡、腹泻和便秘等。除了采用中药与放疗配合治疗，还应该鼓励患者多吃一些富含维生素 A 的蔬菜及牛奶、鱼肝油、鸡蛋和其他高蛋白、易消化的饮食，以利于机体修复受损的组织。

鼻咽癌、食管癌放疗后会出现唾液腺被破坏的情况，患者会出现口干、鼻干的症状，需要生津。中药里生津效果最好的是石斛、枫斗和芦根。一个简单的生津小复方如下：石斛 9 克、芦根 30 克，煎汤服用，坚持服用一段时间可以起到滋阴生津的效果。

放射性肺炎是由于放射灼伤肺，患者会有咳嗽、干咳甚至咯血的症状，可以使用中药养肺阴。可用南北沙参、百合、麦冬、枫斗、石斛、川贝母、象贝母、紫菀等养阴润肺药，咯血可以用白及、藕节、藕节炭、鲜藕榨汁止血。阿胶也可止血，但因其性温，会使痰更加干，所以温性药物不宜长时间服用。针对放疗产生的肺炎，笔者经验方：沙参 12 克、麦冬 12 克、白茅根 30 克、石斛 12 克、百合 30 克，煎汤服用。根据患者情况予以加减，如果咳嗽加川贝母 3 克、紫菀 30 克；如果有轻微的出血，再加用白及 9 克、藕节炭 30 克、三七 3 克，一起煎汤服用。

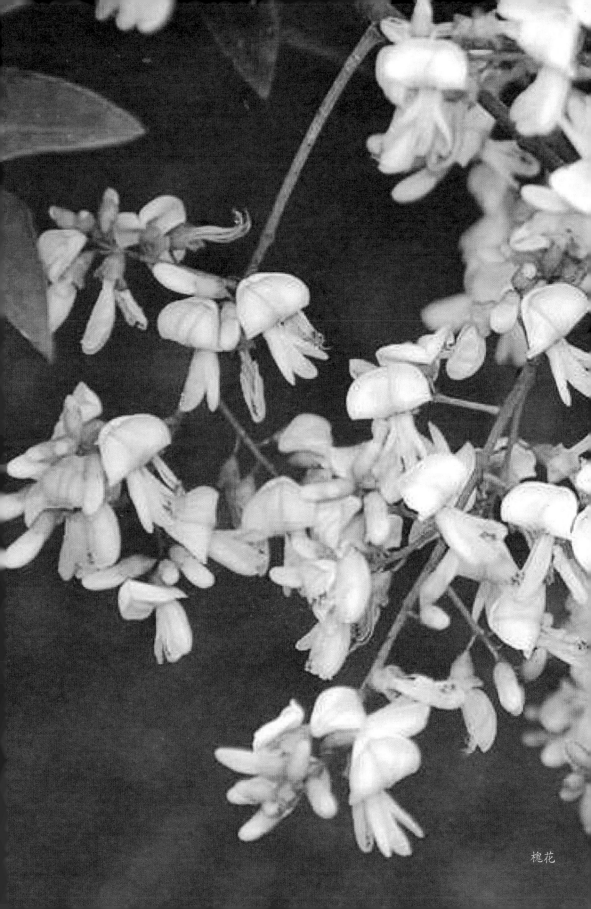

槐花

放射后引起的口腔溃疡与复发性口腔溃疡有点类似，使用维生素 B_2 解决不了症状，可以使用养阴生津的中药。抑制溃疡最好的中药是土茯苓，可以抑制口腔黏膜溃疡，黄连、金银花也有效。黄连苦寒，一般用 3～9 克，不宜大剂量服用。土茯苓最少用 9 克，大剂量 30～60 克，效果好的要 30 克左右，剂量太小效果不明显。土茯苓是免疫抑制药，不能经常服用，肿瘤患者本身就处于免疫力低下的状态，一旦口腔溃疡有效便可停用，但可以断断续续地服用。针对放疗后的口腔溃疡，笔者的经验方是土茯苓汤：土茯苓 30 克、生地 30 克、黄芩 30 克、黄连 9 克、徐长卿 30 克、甘草 3 克，煎汤服用。

放疗后也会引起肠道的问题，如放射性肠炎，会出现大便出血症状。西医的方法是打止血针，但也可以使用中药与止血针同用。灶心土 30 克，包煎，可以用来止血。阿胶止血，一般用 12～30 克。白及止血，一般用 9～12 克，剂量不要太大。地黄是凉血止血药，一般用 30 克。槐花米止血效果也非常好，槐花米用炭炒，即槐花炭，止血效力更好。也可用黄连做成复方来止血，此外，三七粉止血的效果也很好。针对放疗之后引起的大便出血，笔者经验方：灶心土 30 克、白及 12 克、阿胶 9 克、地榆炭 15 克，煎汤服用。

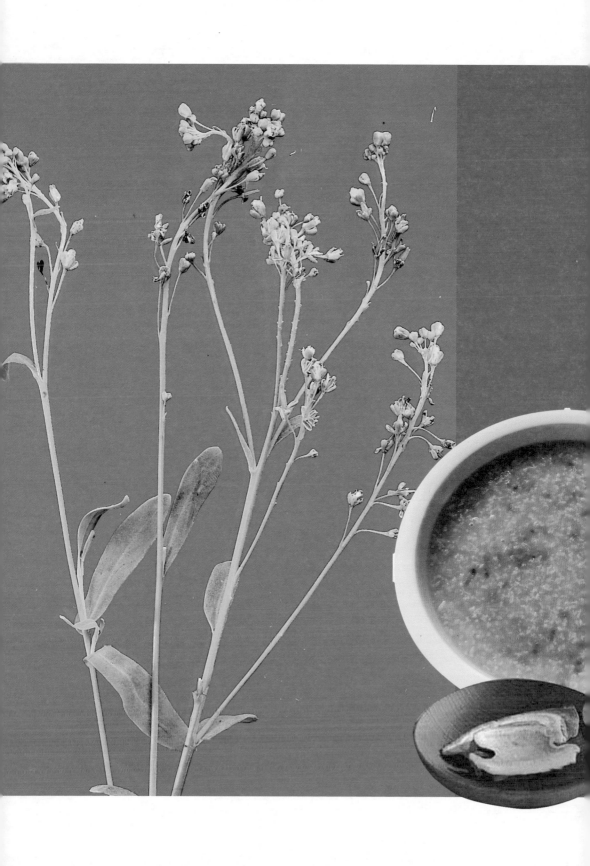

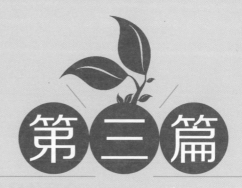

第三篇

四季相宜 药食养生

传承我国几千年医药与饮食文化的药膳，正逐渐
成为百姓日常膳食的组成。

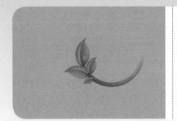

膳食文化

| 合理的膳食结构 |

近 20 年来，随着人们生活水平的普遍提升，膳食结构不合理所致的营养失衡，以及由此而引发的一系列代谢性健康问题，如超重、肥胖、高脂血症、高血压、糖尿病、心脑血管疾病、肿瘤等，无不需要日常膳食的调整。多饮多食、暴饮暴食等不节制的行为，也往往是上述疾患突发、复发、加重的主要原因。为此，四季养生以中医理论为指导，依据药食同源、医养同理的原则，基于饮食调养，更强调辨证辨体施膳、因时因地制宜，药膳正为越来越多崇尚健康的人士接受与推崇。

药膳应在精通中医理论的专业人员指导下实施，相比于食疗，药膳更讲究药物、食物与调料形、色、味等的和谐。运用食物、药物所共有的"咸、酸、苦、甘、辛"五味，及食物所特有的"寒、热、温、凉"四气，把握其归经、功用，以及食用者之体质、体力与健康状况，通过适宜的配伍、剂型、剂量及烹饪方法，使"药膳"不仅兼具膳食色、香、味、形的基本要求，更能切合中医调整阴阳为中心的治则治法。

药膳的实施与运用

传承我国几千年医药与饮食文化的药膳，正逐渐成为百姓日常膳食的组成。《内经》中有"五谷为养，五果为助，五畜为益，五菜为充，气味合而服之，以补精益气"之说，提出健康长寿应饮食有节、五味调和，同样符合现代营养学所倡导的食物多样、合理搭配、平衡营养的原则。

药膳的实施交由经验丰富的中医医师、中药技师、营养医师、护士以及厨师共同组成的团队来具体负责，更能体现药膳因人、因证、因时、因地制宜的原则，并保障药膳应用的安全和规范。一些医院已率先搭建各具特色的药膳食疗小组，并强调针对不同疾病以及疾病的不同阶段采用不同的药膳，对症立方用膳、个体化治疗。

药膳的应用多在辨证的基础上选料配伍，各类食物的用量则可参照中国居民膳食平衡宝塔的推荐，要结合体力活动水平、体质、健康状况、年龄、时令、市场供应等，更要遵循中医方剂所注重的主次辅佐关系，其功效还受烹制方式的影响。按照功效特点，药膳可分为保健药膳与治疗药膳（辅助）两类，前者包含减肥药膳、美容药膳、增智药膳、增力药膳、明目

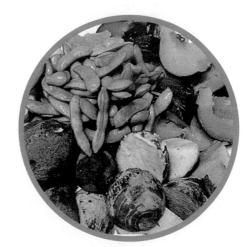

五谷杂粮

药膳、聪耳药膳、益寿药膳、防病药膳以及抗衰老药膳等；后者包含解表药膳、祛痰止咳平喘药膳、健脾助消药膳、清热生津药膳、益阳祛寒药膳、泻下通便药膳、理气止痛药膳、安神助眠药膳等。

个体用膳与集体用膳

个体用膳，首先确定其总量，一般是以一人一次的食用量为基准，一日量通常指一人两次食用量，以此类推。在总量的范围内，主料的用量以常用量为标准，又可依据养生保健或疾病的辅助治疗等不同目的来调整用量；同时，兼顾到药膳制作中的可操作性，如茶饮、汤粥等操作相对简单，可考虑用一次量，而糕点等操作较为复杂，可考虑多日多次食用量，保鲜冷藏备用。

集体用膳，可参照中国营养学会新近推荐的成人平均摄取标准 2 200 千卡 / 天（城乡男女分别为 1 800 ～ 2 200 千卡 / 天、2 200 ～ 2 600 千卡 / 天），按具体就餐人数、年龄、性别、功效特点等来搭配菜肴、主食的数量与比例。例如 10 人份的正餐：主食 1 000 ～ 1 500 克，可选米、面及杂粮、杂豆类或薯类 2 ～ 3 个品种；蔬菜 1 500 ～ 2 000 克，分为主菜 1 ～ 2 种、辅菜 3 ～ 5 种，可选不同色彩的根、茎、叶、瓜、豆等或菌藻类；新鲜水果 1 000 ～ 2 000 克，可选 1 ～ 2 种餐；豆及豆制品 250 ～ 500 克，可选 1 ～ 2 种；鱼、禽、蛋、肉合计 500 ～ 1 000 克，可选 3 ～ 4种，按人份切成小块，便于取食。

药膳的烹制工艺既要传承传统药膳炮制加工的特色，也应适合现代营养、烹调工艺的发展，采用炖、煨、煮、熬、焖、烧、蒸、炸等多种方法结合，有效控制油、盐、糖等用量，制成药菜、药粥、药酒、药茶等形式多样，色、香、味、形俱佳的宴席。若能配合药膳功效的现场讲解，则事半功倍、锦上添花。

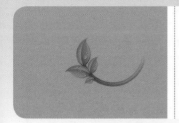

四季养生

中医天人合一说的一个重要内容是人体的保养需要与四时相应。自然界的规律为春生夏长，秋收冬藏。春天万物新生，人以养生；夏天万物茂盛，人以养长；秋天万物收降，人以养收；冬天万物闭藏，人以养藏。生长为阳，收藏为阴。春夏养阳，秋冬养阴。阳主升主浮，阴主沉主降。因此，春夏宜食升浮之物，秋冬宜食沉降之物。升浮之物一般指质地较轻、向上升展的食物和药物，如叶类、花类；沉降之物一般指质地较重、向下延降的食物和药物，如果实类、根类。茎类处于二者之间，有中空质轻者，也有坚实质重者。

一年共四季，为了与五行相配，多了一个长夏之季。春天为木，夏天为火，长夏为土，秋天为金，冬天为水。在生活和医疗中人们的习俗还是四季。

四季养生可从平衡膳食做起，配合一些时令性的符合个体体质、健康状况的药膳，来防治高血压、高血脂、高血糖、高尿酸、肥胖等常见的疾病。

万物复苏之春

春季万物复苏，五脏属肝，宜于升补养阳，少食酸性或有酸味的食物，多食具有升浮性、发散性的食物，以健脾开胃、提升整体免疫功能。

参芪乳鸽

- **材　料**：乳鸽1只（约500克），党参10克，黄芪20克，盐、姜、葱、酒等调味品适量。

- **做　法**：将乳鸽去毛、去内脏后洗净，将党参、黄芪置鸽腹中缝合，加盐、姜、酒、葱及水适量，清炖至熟烂，可加枸杞15克作点缀。

- **功　效**：益气健脾、升阳益胃，可常食。

- **食用方法**：弃药渣，分食鸽肉及汤。

- **适用人群**：体弱多病、食欲欠佳、常患伤风感冒者。

- **营养成分**：人均摄取蛋白质8.5克，脂肪7.1克，碳水化合物1.6克，约合能量104千卡。

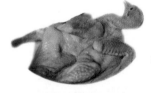

乳鸽

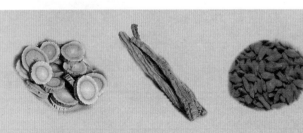

黄芪　　　党参　　　枸杞

荠菜冬笋

● 材　料：冬笋600克，荠菜200克，胡萝卜50克，湿淀粉、盐适量。

● 做　法：冬笋去皮焯水，荠菜入沸水汆、冷水激后挤水切末，胡萝卜焯水后切末。先用油煸炒冬笋，加盐、鲜汤调味煮沸后放入荠菜末，湿淀粉勾稀芡，再煮沸后加入胡萝卜末。

● 功　效：清热利水、降压止血。

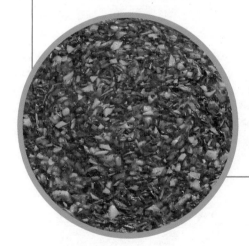

● 适用人群：高血压、高脂血症及内热口苦、尿血便血者。

● 营养成分：人均摄取蛋白质2.2克，脂肪5.2克，碳水化合物1.7克，约合能量62千卡。

荠菜冬笋羹

万物华实之夏

夏季万物华实，气候特点为"暑""湿"。初夏五脏属心，宜于清补，多食性寒味酸的食物，以清心祛暑、清热解毒；长夏五脏属脾，宜于淡补，多食味甘凉寒食

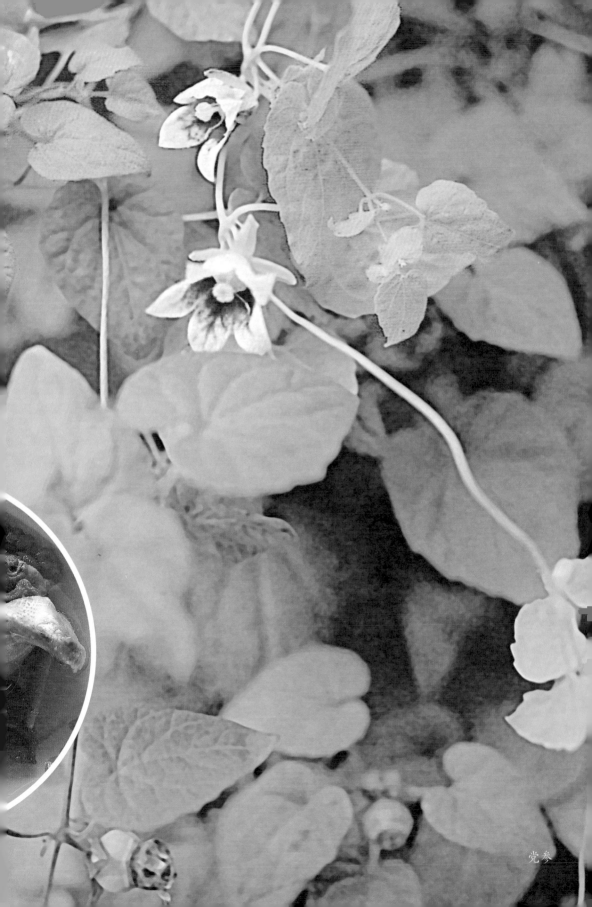

党参

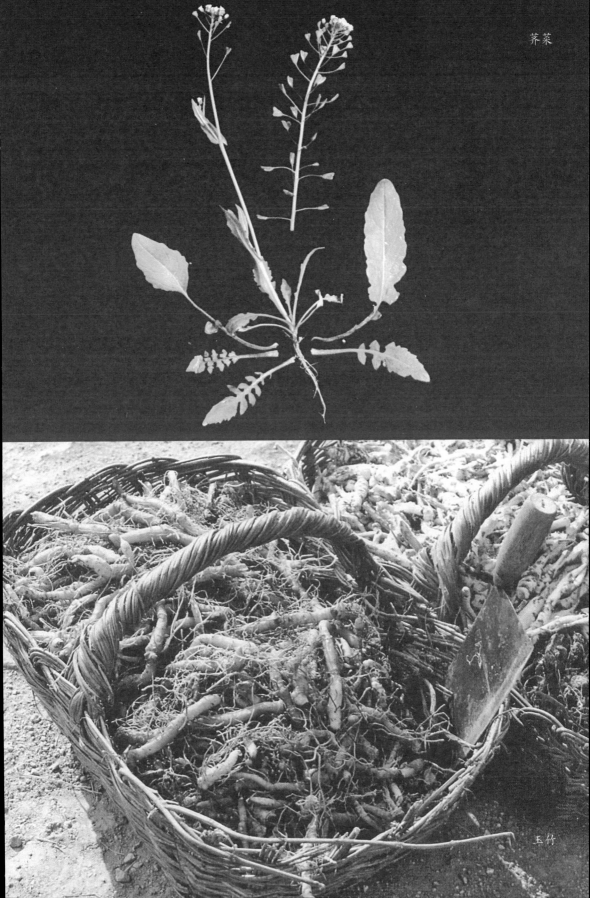

荠菜

玉竹

物，以利湿、生津止渴。食物应以汤、羹、汁等清淡、松软、水分多、易消化为特点，以少量多餐为原则。

翡翠玉麦鸡

● 材　　料：玉竹片、麦冬各 12 克，黄瓜 300 克，鸡脯肉 400 克，芡粉适量，盐、糖、醋、蒜、胡椒、酒等调味品适量。

● 做　　法：将玉竹片、麦冬用开水浸泡 30 分钟；黄瓜洗净去籽，切成半圆薄片，蒜泥、盐、糖、醋及泡汁少量拌匀围边；鸡脯肉切薄片，用芡粉、盐及玉竹、麦冬泡液少许上浆，在油中爆熟盛出；另将玉竹、麦冬及剩余泡汁倒入油锅中翻炒、略煮，再加入鸡片拌匀，加盐、糖、胡椒、酒等略炒即可。

● 功　　效：养心安神，滋阴健脾，可常食。

● 适用人群：肺阴虚、胃热伤津、口渴咽干、干咳少痰、糖尿病、冠心病及体虚腰酸者。

● 营养成分：人均摄取蛋白质 8.1 克，脂肪 7.9 克，碳水化合物 1.5 克，约合能量 109 千卡。

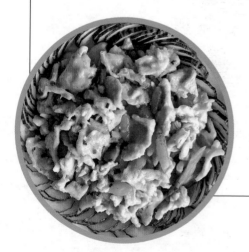

翡翠玉麦鸡

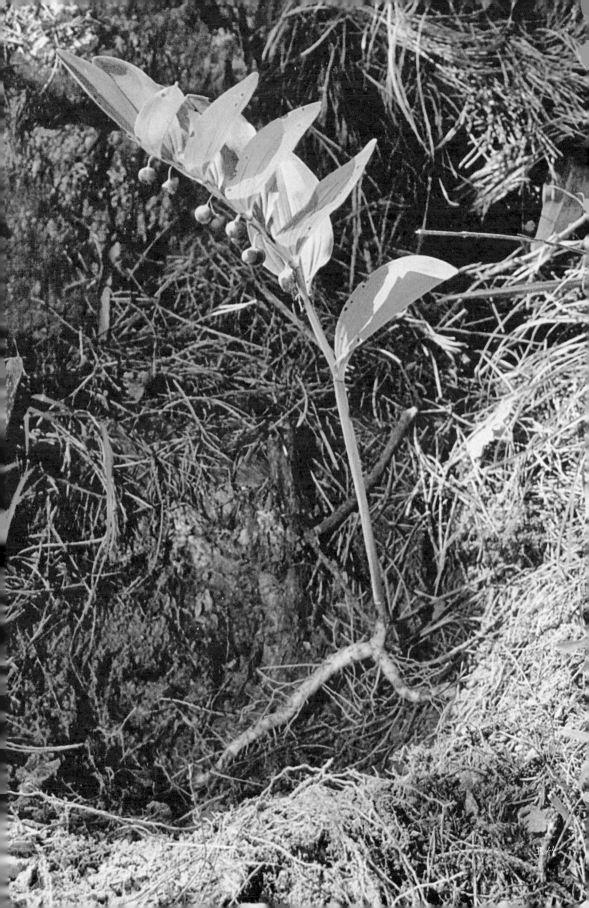

芦根绿豆粥

● 材　　料：鲜芦根 350 克，绿豆 100 克，粳米 200 克。

● 做　　法：鲜芦根煎汁 30 分钟后去渣留汁，加入洗净的绿豆、粳米，熬成粥。

● 功　　效：清暑养胃、生津止渴，可常食。

● 适用人群：热病伤津、烦热口渴、舌燥少津、肺热咳嗽、小便短赤者。

● 营养成分：人均摄取蛋白质 3.8 克，脂肪 2 克，碳水化合物 20.8 克，约合能量 100 千卡。

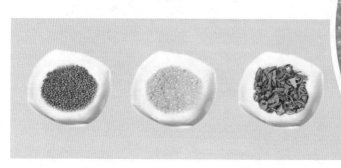

绿豆　　　　粳米　　　　芦根

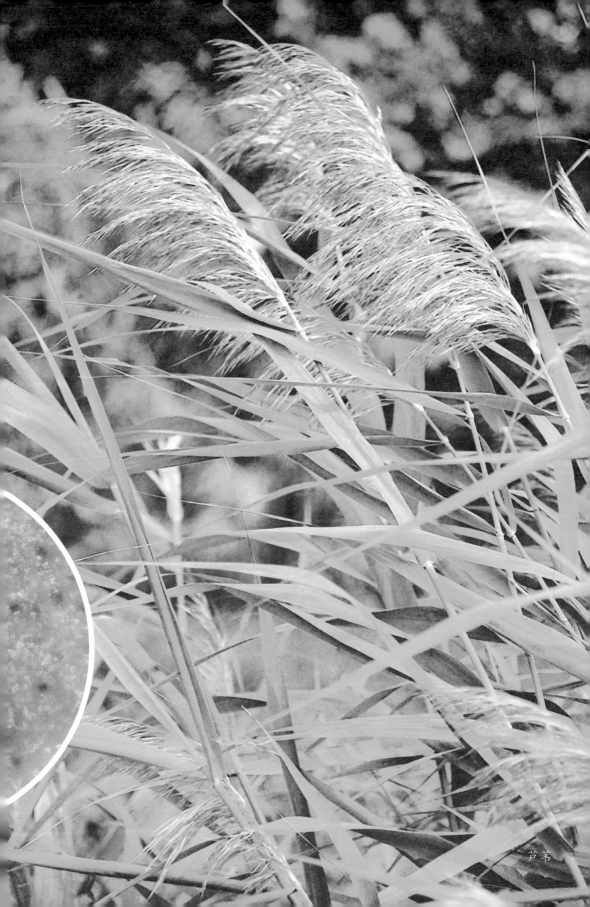

芦苇

| 万物收降之秋 |

秋季天气凉爽，五脏属肺，宜于平补。因天气多"燥"，多发宿患，应慎用新登五谷，多食性味辛甘、温凉的食物，以养阴润燥。

虫草气锅鸭

● **材　　料**：全鸭1只（约1000克），虫草15克，葱、姜、花椒、黄酒、盐适量。

● **做　　法**：将鸭去毛、去内脏、去头去爪后洗净，切分成10份装入汽锅内，虫草置于其上，加葱结、姜片、花椒、黄酒、盐及清汤适量，上笼蒸至熟烂，食鸭肉虫草及汤。

● **功　　效**：补肾益精、益肺止喘、养胃滋阴，常食可预防气喘。

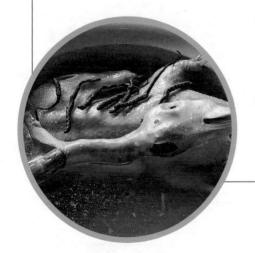

虫草老鸭汤

● **适用人群**：久病体弱、肾虚腰膝酸软乏力及肺虚咳喘者。

● **营养成分**：人均摄取蛋白质15.8克，脂肪19.8克，碳水化合物2.6克，约合能量250千卡。

上汤芦笋百合

- ● **材　　料**：百合 150 克，芦笋 500 克，盐、酒等调味品适量。

- ● **做　　法**：将百合洗净浸凉水中，芦笋用盐稍腌；锅内加鲜汤，先放入百合煮沸 3～5 分钟后盛出，与沸水汆后与芦笋并放碗中；再加酒、盐等调味，倒入碗中。

- ● **功　　效**：清心润肺、降压防癌，可常食。

- ● **适用人群**：心悸失眠、久咳不愈、高血压、肿瘤及高危人群。

- ● **营养成分**：人均摄取蛋白质 1.3 克，脂肪 0.2 克，碳水化合物 9 克，约合能量 42 千卡。

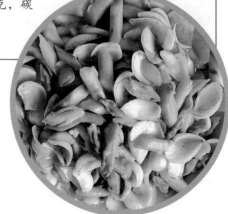

上汤芦笋百合

太极双耳

● 材　　料：黑木耳、白木耳各50克，葱白100克，盐、糖适量。

● 做　　法：植物油烧热后加入葱白100克，小火翻炒至葱白变黄，冷却成葱油；黑木耳、白木耳水发、洗净，沸水汆后沥水装盘；趁热加适量盐、糖拌匀，淋上葱油拌和。

● 功　　效：润肺益肾、益气养阴，可常食。

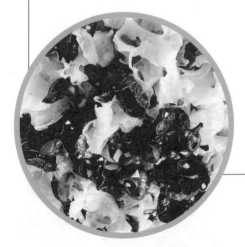

太极双耳

● 适用人群：心悸失眠、久咳不愈、高血压、肿瘤及高危人群。

● 营养成分：人均摄取蛋白质1.1克，脂肪3.1克，碳水化合物3.6克，约合能量47千卡。

| 万物闭藏之冬 |

　　冬季万物闭藏，五脏属肾，宜于温补。食味应减咸增苦，多食具有补肾温阳功效的食物。冬季虽为一年中最宜进补之季节，但忌盲目进补，避免过度进食腻滞厚味而伤脾胃，以培本固元、对症进补为妥。有高热、便秘等阴虚火旺或实热症候者，宜先调整体质，不适宜温补。

芝麻核桃

- **材　　料**：黑芝麻、核桃仁。

- **做　　法**：黑芝麻、核桃仁可单独焙熟食用，也可等量捣碎，每日各10克，或冲饮或添加在米、面、菜肴中，增香添色。

- **功　　效**：黑芝麻味甘性平，具有补血、明目、祛风、润肠、益肝、养发、生津、通乳的功效；核桃仁味甘性温，有补肾固精、温肺定喘、润肠的功效，可常食。

- **适用人群**：身体虚弱、头发早白、津液不足、大便燥结等症状者，其富含的不饱和脂肪酸，尤其是亚油酸、亚麻酸等还有助于高血压、高脂血症患者，可降低血胆固醇、防治血管硬化等。

- **营养成分**：人均摄取蛋白质3.4克，脂肪10.5克，碳水化合物2克，约合能量116千卡。

参茸玉球

- **材　　料：** 人参、鹿茸各30克，青鱼和虾肉糜各500克，绿色蔬菜250克（青菜、花椰菜、豆苗等），盐、酒等调味品适量。

- **做　　法：** 将人参、鹿茸磨成粉，拌入已1:1上浆的青鱼对虾肉糜中，搅匀，做成小球状，加入鲜汤煮沸，再添些绿色蔬菜略煮，调味即可。

- **功　　效：** 补肾阳、益精血、强筋骨、补气、健脾益肺、生津安神。

- **适用人群：** 气血双虚、倦怠乏力、腰膝酸痛、阳痿遗精、崩漏带下者。

- **营养成分：** 人均摄取蛋白质10.2克，脂肪1.3克，约合能量56千卡。

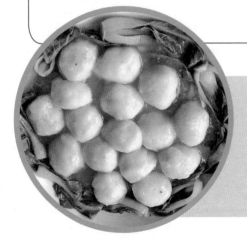

参茸玉球

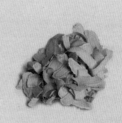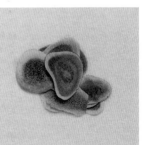

人参　　　　　　鹿茸

双补鸡丁

- **材　　料**：熟地黄 12 克，杜仲 10 克，仙灵脾 6 克，鸡脯肉 400 克，枸杞子 15 克，核桃仁碎粒 30 克。

- **做　　法**：将熟地黄、杜仲、仙灵脾加水蒸馏制成补肾露约 100 毫升，冷藏备用；鸡脯肉切丁浸没于补肾露中 2 ~ 4 小时后，再与枸杞子、核桃仁碎粒加油同炒。

- **功　　效**：滋肝润肺、补肾壮阳、强健腰膝，肾亏阳痿的男性可常食。

- **适用人群**：肾水不足、腰膝酸软、阳痿不举者。

- **营养成分**：人均摄取蛋白质 8.4 克，脂肪 7.8 克，碳水化合物 2 克，约合能量 111.8 千卡。

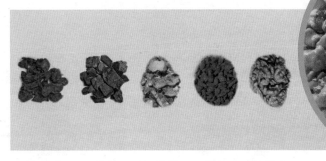

熟地黄　　　杜仲　　　仙灵脾　　　枸杞　　　核桃仁

双补鸡丁

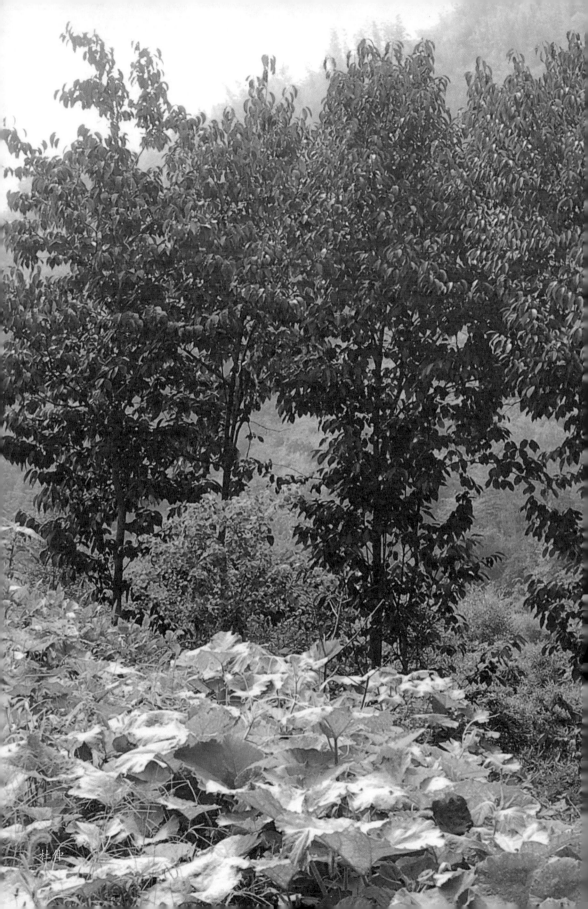

清烩三冬

● **材　　料**：发好的冬菇 150 克，冬笋及油菜心各 250 克，盐、麻油等调味品适量。

● **做　　法**：用素油将冬菇、冬笋、油菜心炒熟后淋上麻油即成，绿、白、棕三色鲜美。

● **功　　效**：益气固表、健脾润肠。

● **适用人群**：男女老幼皆宜。

● **营养成分**：人均摄取蛋白质 1.6 克，脂肪 4 克，碳水化合物 2.1 克，约合能量 50.8 千卡。

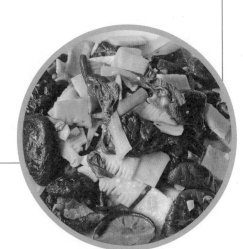

清烩三冬

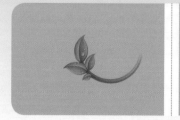

药食药酒

| 春季病症和药食 |

春天的病症

春天主风，人体易患上因风邪而发生的疾病，如风寒外袭的感冒、上呼吸道感染、慢性咽痛；风毒外染的流感；风邪上扰的头痛、风痰上扰的头晕（大多由颈椎病引起）；风血相搏的过敏性皮炎、荨麻疹、皮肤瘙痒以及风湿入络的关节痹痛等。

春天五行为木，为肝脏，肝宜疏泄，喜条达，不可郁结。肝主筋，藏血，开窍于目。

疏肝药为柴胡，泄肝药为黄芩，条药为白芍，达药为枳壳，解郁药为郁金，藏血药为当归，明目药为枸杞子。

春天的食物

叶类的食物和药物有轻浮升散的功效，能祛风、解表、清热。此类食物有马兰头、荠菜、枸杞头、香椿头、芹菜、草头（苜蓿嫩芽）、油菜嫩芽、蕹菜、芫荽等。

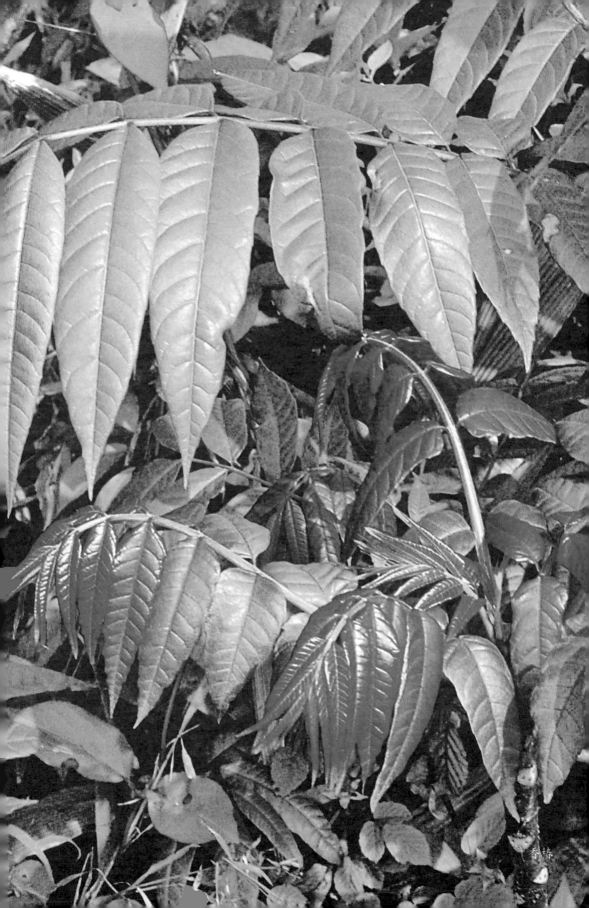

香椿

春天的药食

药食指符合《食品卫生法》，可药食两用和保健食品的中药。

适合春天的药食两用的中药有桑叶、菊花、薄荷、银花、桔梗、葛根、鱼腥草、杏仁、青果、罗汉果等。保健食品的中药有升麻、苦丁茶、金荞麦、天麻、白蒺藜、川芎等。常用的中药有荆芥、防风、连翘、大青叶、板蓝根、麻黄、羌活等。

春天的药酒

天 麻 酒

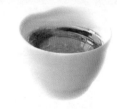

- 材　　料：天麻 9 克，白蒺藜 30 克，川芎 12 克。

- 适用人群：适用于颈椎病引起的头晕头痛。

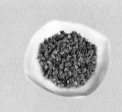 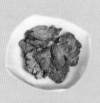 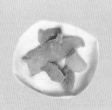

| 天麻 | 白蒺藜 | 川芎 |

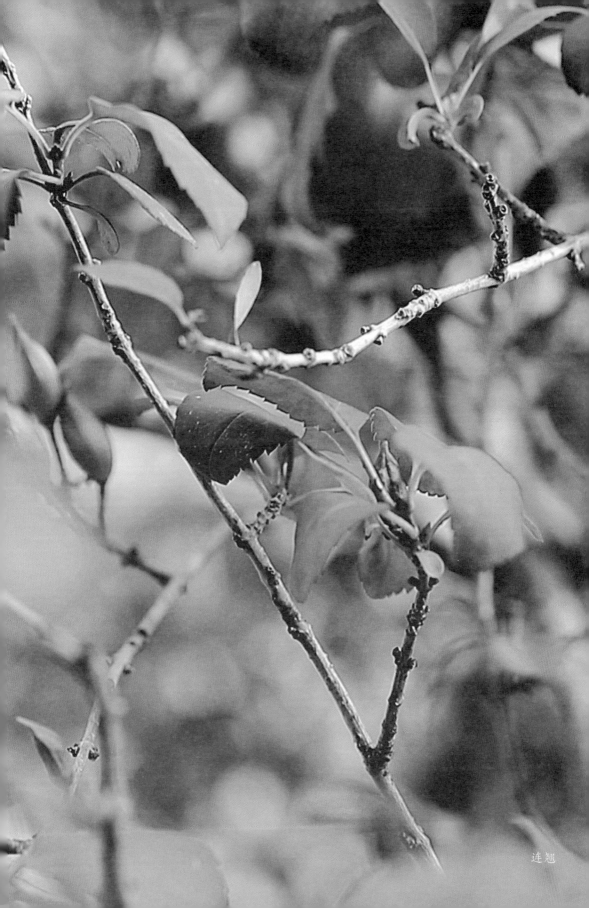

连翘

风 湿 酒

● **材　料**：银花藤 30 克，羌活 30 克，生地黄 30 克。

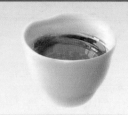

● **适用人群**：适用于关节炎酸痛。

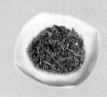 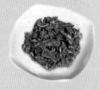

　　银花藤　　　　　　　羌活　　　　　　　生地黄

护 肤 酒

● **材　料**：生地黄 30 克，黄芩 30 克，地肤子 30 克，制
　　　　　　大黄 9 克，甘草 3 克。

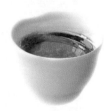

● **适用人群**：适用于皮肤过敏。

　　地肤子　　　　甘草　　　　制大黄　　　　黄芩　　　　生地黄

润 咽 酒

- **材　　料**：牛蒡子 12 克，青果 30 克，罗汉果 30 克，玄参 30 克。

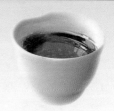

- **适用人群**：适用于慢性咽痛咽干。

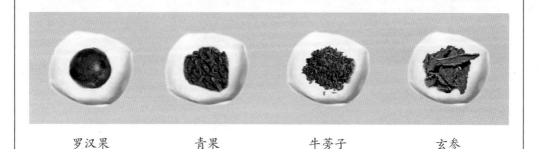

| 罗汉果 | 青果 | 牛蒡子 | 玄参 |

| 夏季病症和药食 |

夏天的病症

夏季分夏天和长夏，夏天主暑，暑邪症夏有暑湿和暑热两种。江南初夏为梅雨季节，潮湿闷热，暑湿当令，湿困脾土，人体易暑湿症夏，又称湿阻，症状有口淡口甜、乏味纳减、困倦乏力、食欲不振、胸脘痞闷、舌苔白腻等。

梅雨过后即为高温季节，暑热当令，火邪为患，人体易暑热症夏，症状有内火郁积、烦躁易怒、畏热畏光、皮肤瘙痒、痱子疮疖、低热虚汗、纳减乏力、腹泻便秘、舌红苔白甚至中暑高热等。

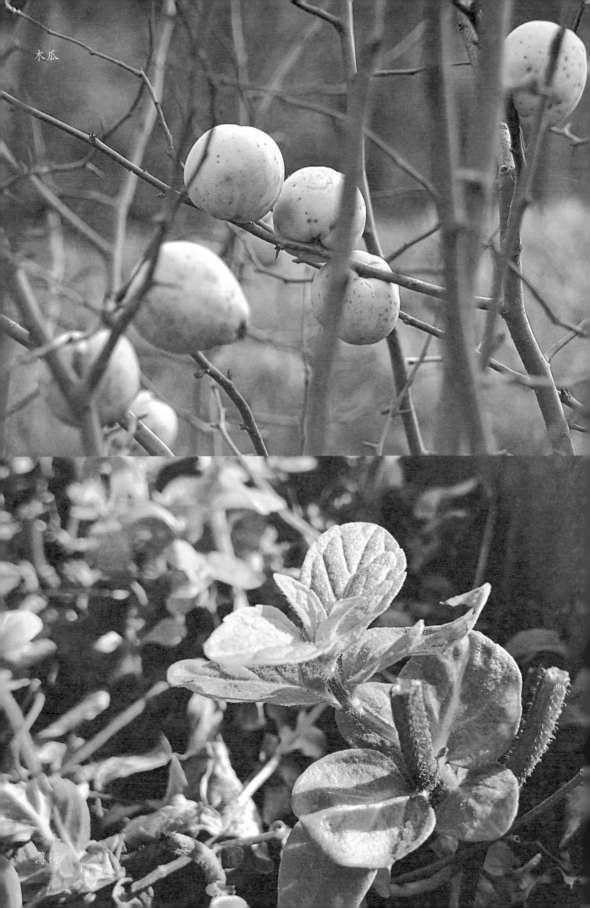

木瓜

薄荷

心主火，主神明，主血脉，开窍于舌。强心药为人参，清火药为黄连，生火药为桂枝，安神药为酸枣仁，活血药为丹参，通脉药为川芎。

脾主土，主运化，主肌肉，主升清，主统血，开窍于口，脾胃为后天之本。健脾药为党参，健运药为白术，化湿药为茯苓，升脾药为升麻，清脾药为葛根，燥口药为苍术，清口药为金银花，养胃生津药为石斛。

夏天的食物

叶类、花类、部分瓜果类有清暑化湿功效。此类食物有苋菜、莼菜、茄子、西红柿、西瓜、桃子、绿豆、绿豆芽、百合、豆豉、豆卷、白扁豆、苦瓜、苦菜、莲子等。

夏天的药食

夏季药食两用的中药有菊花、桑叶、金银花、淡竹叶、鱼腥草、决明子、地骨皮、蒲公英、薏苡仁、栀子、荷叶、薄荷、丁香、香橼、香薷、藿香、紫苏、橘皮、葛根、芦根、茅根、山药、山楂、刀豆等，均有清热化湿、开胃增食的功效。

保健食品的中药有白术、苍术、厚朴、厚朴花、枳壳、枳实、木香、砂仁、白豆蔻、荜拨、姜黄、代代花、木瓜等。此外，佩兰、玫瑰花、青皮、香附、牛蒡子、珍珠、苦丁茶、银杏叶、丹皮、赤芍、制大黄、番泻叶等均有清热化湿、理气和胃的功效。

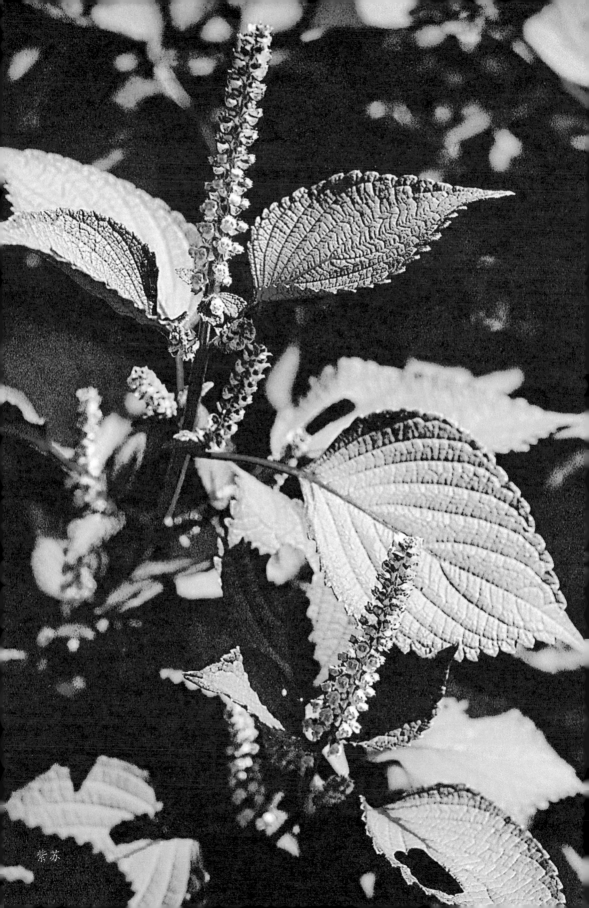

紫苏

夏天的药酒

燥 湿 酒

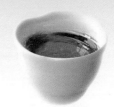

- **材　　料**：苍术9克，厚朴花3克，薏苡仁30克，白豆蔻3克，藿香9克。

- **适用人群**：适用于暑湿痊夏。

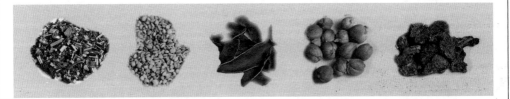

| 藿香 | 薏苡仁 | 厚朴 | 白豆蔻 | 苍术 |

清 暑 酒

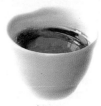

- **材　　料**：金银花30克，石斛30克，枸杞子30克，桑叶12克，苦丁茶12克。

- **适用人群**：适用于暑热痊夏。

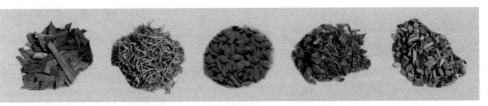

| 苦丁茶 | 金银花 | 枸杞子 | 桑叶 | 石斛 |

消 暑 酒

- **材　　料**：麦门冬 30 克，太子参 30 克，地骨皮 30 克，
　　　　　葛根 30 克。

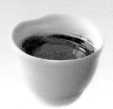

- **适用人群**：适用于低热乏力。

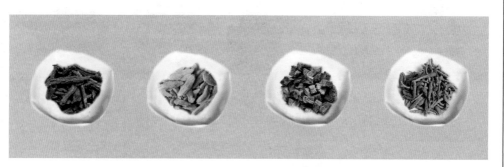

| 地骨皮 | 麦门冬 | 葛根 | 太子参 |

养 肺 酒

- **材　　料**：生晒参 9 克，生地黄 30 克，熟地黄 30 克，百合 30 克，川贝母 12 克，
　　　　　浙贝母 12 克，蛤蚧 2 对，冬虫夏草 9 克。

- **适用人群**：适用于慢性支气管炎、哮喘，冬病夏治。

| 秋季病症和药食 |

秋天的病症

秋天主燥，常有冷空气南下，人体易感因燥邪与风寒之邪引起的病症，如肺炎、咳嗽、出血，尤其是加重干燥症状的疾病等。

秋天为金，肺主金，主气，主呼吸，主宣发，主肃降，肺朝百脉，通调水道，开窍于鼻。

宣肺药为麻黄，清肺药为鱼腥草，肃肺药为川贝母，润肺药为北沙参，降肺药为苏子，补气药为黄芪，纳气药为五味子，通鼻药为辛夷花。

秋天的食物

部分蔬菜类和许多瓜果类有滋养润燥的功效。此类食物有青菜、生藕、荸荠、西红柿、西瓜、哈密瓜、葡萄、生梨、苹果、橘子、甜橙、香蕉、橄榄、猕猴桃、甘蔗、菠萝等。

秋天的药食

秋季药食两用的中药有枸杞子、玉竹、百合、芦根、茅根、火麻仁、郁李仁、酸枣仁、桃仁、罗汉果、桑葚、蜂蜜等，均有滋养润燥的功效。

保健食品的中药有北沙参、石斛、天门冬、麦门冬、生地黄、熟地黄、玄参、黄精、生首乌、知母、女贞子、墨旱莲、柏子仁等，均有滋养润燥的功效。深秋时节宜为冬令进补做好准备。

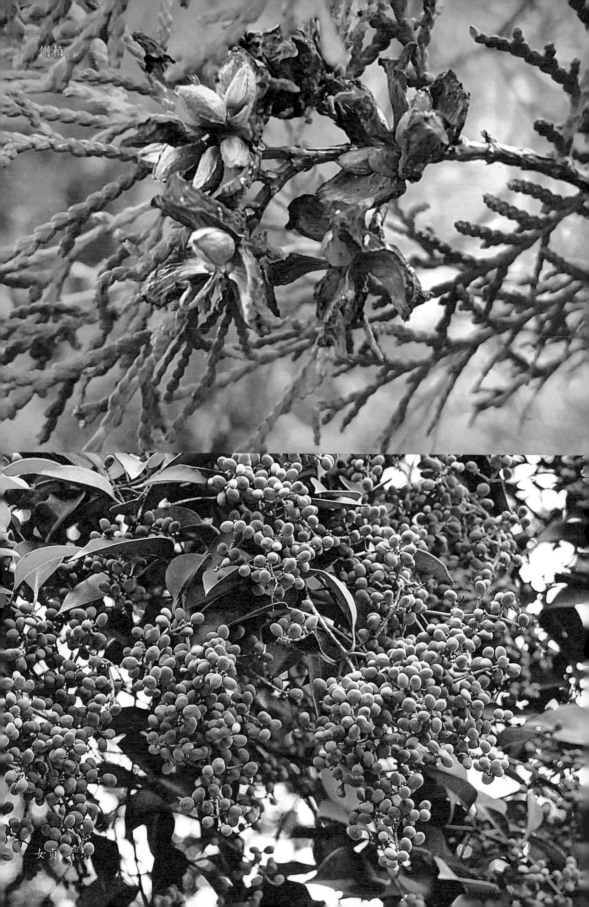

侧柏

女贞

秋天的药酒

润 燥 酒

- <u>材　　料</u>：生地黄 30 克，麦门冬 30 克，枫斗 30 克，芦根 30 克。

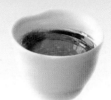

- <u>适用人群</u>：适用于夏秋口干咽燥。

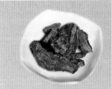   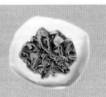

| 生地黄 | 枫斗 | 麦门冬 | 芦根 |

润 便 酒

- <u>材　　料</u>：生地黄 30 克，郁李仁 30 克，胡桃仁 30 克，生首乌 30 克，制大黄 9 克。

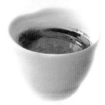

- <u>适用人群</u>：适用于大便干结。

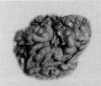 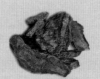

| 胡桃仁 | 生首乌 | 生地黄 | 郁李仁 | 制大黄 |

润 肤 酒

● 材　料：生地黄 30 克，麦门冬 30 克，决明子 30 克，地肤子 30 克。

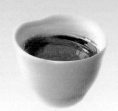

● 适用人群：适用于皮肤干燥瘙痒。

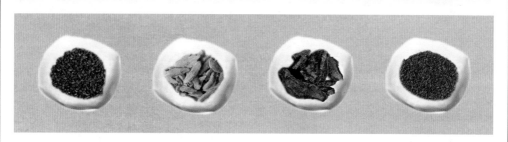

| 决明子 | 麦门冬 | 生地黄 | 地肤子 |

冬季病症和药食

冬天的病症

冬天主寒，人体易发生因寒邪而发生的病症。人们为了御寒，需进食热量较高的温热食物和促进血液流通的药食。中医有冬令进补的传统。

冬天为水，主肾，主精，生之本，主唾液，纳气，主骨，生髓，主齿，主发，开窍于耳和二阴，肾为先天之本，属命门，水火所寄。

补肾药为熟地，生精药为龟甲，生长药为鹿茸，生唾药为生地，纳气药为蛤蚧，壮骨药为续断，生髓药为阿胶，生发药为制首乌，护耳药为骨碎补，利尿药为车前子，涩尿药为沙苑子，润肠药为肉苁蓉，涩肠药为肉豆蔻，补火药为肉桂。

冬天的食物

鸡肉、鹅肉、羊肉、黄牛肉、牛鞭子、黄鳝、黑鱼、牛奶、红糖、红枣、黑枣、胡桃、桂圆、荔枝干、辣椒、胡椒、韭菜等食物性温热，热量较高，且容易上火。

冬天的药食

冬季药食两用的中药有阿胶、肉桂、肉豆蔻、干姜、益智仁、黑芝麻、覆盆子等。保健食品的中药有人参、三七、山茱萸、川牛膝、怀牛膝、鹿茸、丹参、白芍、五味子、五加皮、刺五加、巴戟天、红景天、红花、杜仲、沙苑子、补骨脂、当归、熟地黄、炙龟甲、制首乌、金樱子、绞股蓝、葫芦巴、韭菜子、党参、黄芪、骨碎补、淫羊藿、菟丝子、蛤蚧等。

冬天的药酒

补肾壮阳酒

● **材　　料**：熟地黄 30 克，麦冬 30 克，鹿茸 9 克，炙龟甲 12 克，红参 9 克，三七 12 克，沙苑子 30 克。

● **适用人群**：适用于男性性功能减退。

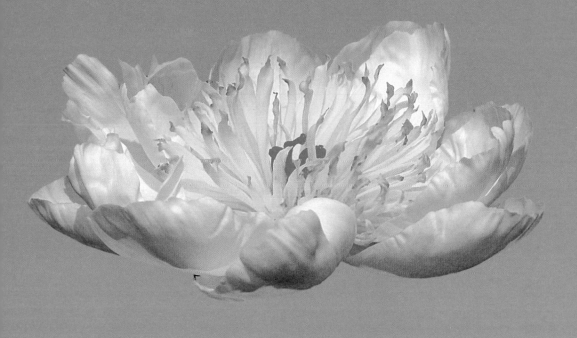

芍药

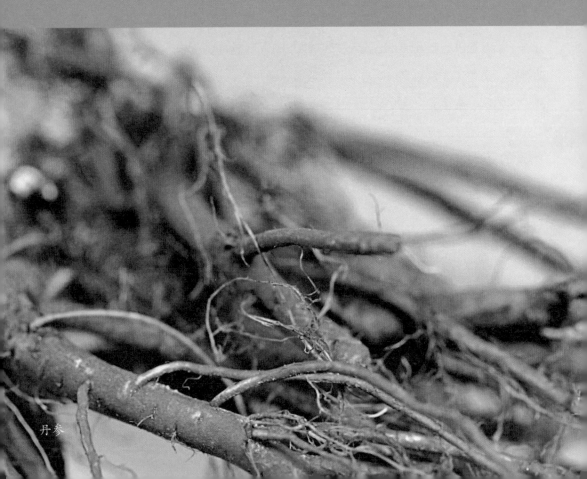

丹参

强 心 酒

- **材　料**：野山参3克，西洋参12克，丹参30克，三七12克，白芍30克，五味子12克，玉竹30克。

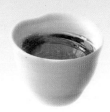

- **适用人群**：适用于冠心病心动过速者。

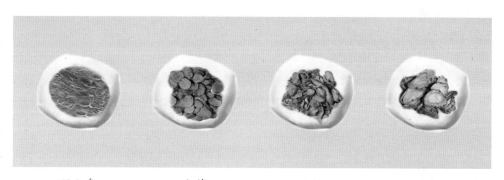

| 野山参 | 白芍 | 玉竹 | 三七 |

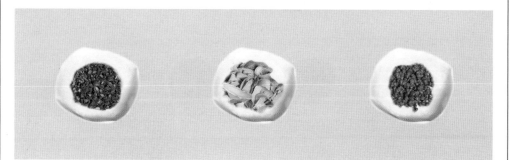

| 丹参 | 西洋参 | 五味子 |

护 心 酒

● 材　　料：红参 9 克，党参 30 克，三七 12 克，红花 9
　　　　　　克，丹参 30 克，赤芍 30 克，五味子 12 克。

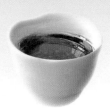

● 适用人群：适用于冠心病心动过缓者。

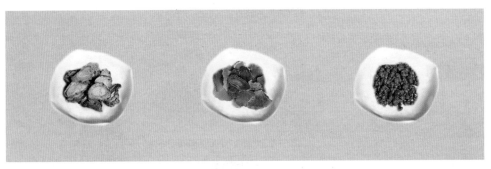

| 三七 | 红参 | 五味子 |

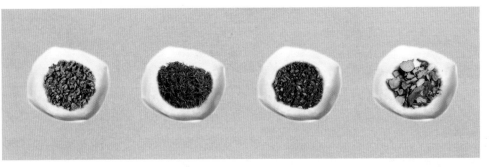

| 党参 | 红花 | 丹参 | 赤芍 |

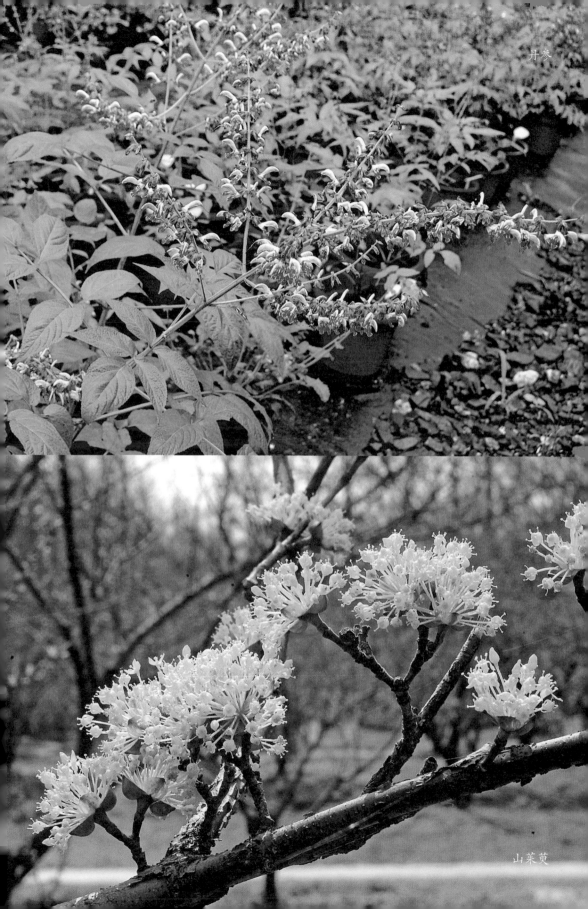

丹参

山茱萸

活 血 酒

- **材　　料：** 三七 12 克，红花 3 克，赤芍 30 克，丹皮 30 克，川牛膝 30 克。

- **适用人群：** 适用于脑梗死后遗症、偏瘫。

补肾壮骨酒

- **材　　料：** 熟地黄 30 克，骨碎补 30 克，杜仲 12 克，三七 12 克，五加皮 12 克。

- **适用人群：** 适用于中老年人退行性关节炎酸痛（骨质疏松与骨质增生）。

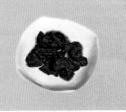

熟地黄

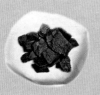
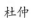
杜仲

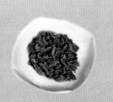
骨碎补

五加皮

三七

补肾缩尿酒

● **材　　料：** 熟地黄 30 克，沙苑子 30 克，白蒺藜 30 克，
山茱萸 30 克，覆盆子 12 克，金樱子 12 克。

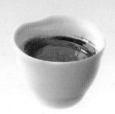

● **适用人群：** 适用于中老年人白天夜间小便频多。

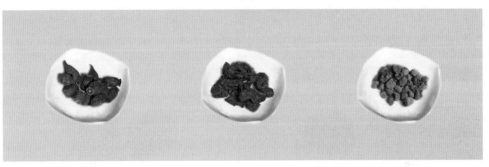

金樱子　　　　　　　　　熟地黄　　　　　　　　　覆盆子

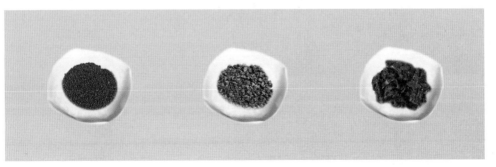

沙苑子　　　　　　　　　白蒺藜　　　　　　　　　山茱萸

补肾益耳酒

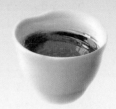

● 材　　料：熟地黄 30 克，骨碎补 30 克，杜仲 12 克，天麻 12 克，白蒺藜 30 克。

● 适用人群：适用于慢性头晕耳鸣。

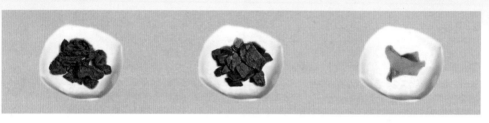

熟地黄　　　　　　　　杜仲　　　　　　　　天麻

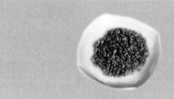
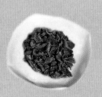

白蒺藜　　　　　　　　骨碎补

增 免 酒

● 材　　料：黄芪 30 克，熟地黄 30 克，灵芝 30 克，白术 12 克，茯苓 12 克，当归 12 克。

● 适用人群：适用于免疫功能减退，经常感冒感染者。

补肾明目酒

● 材　　料：枸杞子 30 克，石斛 30 克，菟丝子 30 克，白蒺藜 30 克，决明子 30 克。

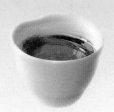

● 适用人群：适用于中老年人目糊。

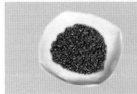

决明子

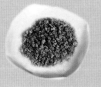

白蒺藜

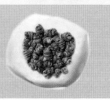

石斛

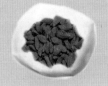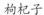

枸杞子

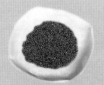

菟丝子

补肾润肺酒

● 材　　料：黄芪 30 克，地黄 30 克，北沙参 30 克，百合 30 克，川贝母 12 克，浙贝母 12 克，蛤蚧 2 对，冬虫夏草 9 克，紫河车 30 克。

● 适用人群：适用于慢性支气管炎、咳嗽、气喘。

　　需要注意的是，冬天的十方药酒可四季服用，夏天可结合夏季的配方。

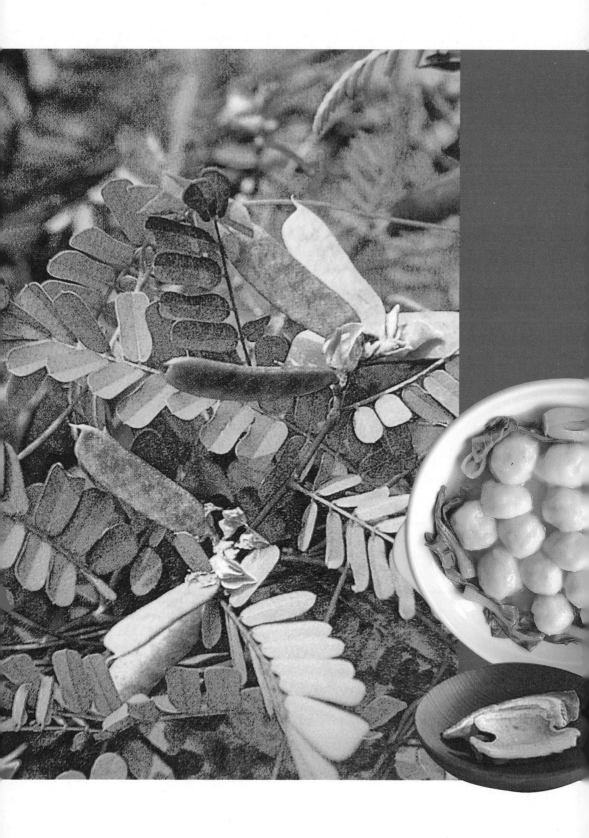

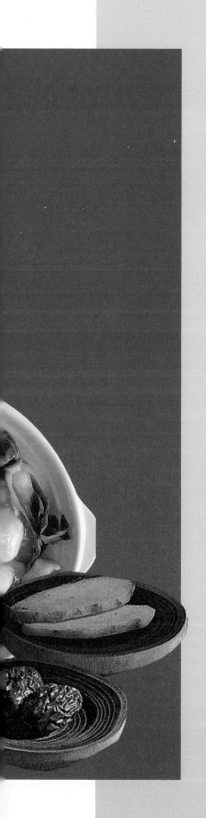

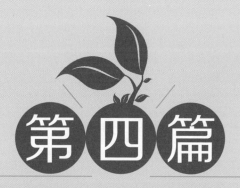

第四篇

食疗产品的研发

　　随着社会的发展，人们对健康和绿色食物愈加重视，对食疗药膳方面也会提出更高的要求。

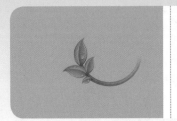

药食与不良反应

笔者将对以下 15 类食疗产品的研制开发谈一些体会，分析其不良反应，并提出展望设想。

| 降脂减肥 |

相关药食

中药和食物降脂减肥的效果虽然比较缓慢，但只要持之以恒，预期较好，并且非常安全，基本上没有不良反应，如决明子、山楂、黑芝麻、三七、地骨皮、金银花、当归、大蒜、泽泻、莲子心、虎杖等。其机制为抑制脂肪在肠道内的吸收；抑制食欲、减少食量；加速脂肪氧化，抑制脂肪在肝脏内积聚等。

20 世纪 80 年代，笔者在国内研制开发的第一代减肥茶——宁红减肥茶，曾畅销多年。后来研制开发的第二代产品——东方保健茶，具有润肠通便、降脂减肥的作用，已在江苏、浙江、上海畅销了十余年，尤其以在苏州销售得最好。

不良反应

上述药食没有不良反应，泽泻长期使用对肾脏可能会有一些影响。西药减肥药具有毒性与成瘾性，国内外均有因减肥而死亡的报道。

肥胖的原因很多，常见的与营养、遗传、内分泌、药物、活动等因素有关。因此，对减肥作进一步研究，需要从多方面着手才可能有效。

现代降脂的中西药物效果都很好，研制开发食疗产品必须谨慎。

｜ 消除脂肪肝 ｜

相关药食

脂肪肝已经成为常见病，且多在体检中发现，部分患者有症状，尤其是氨基转移酶升高，形成脂肪性肝炎则必须治疗。

具有保肝降酶、降低血脂、消除肝内脂肪的中药有柴胡、郁金、蒲黄、当归、首乌、枸杞子、山楂、决明子、虎杖、三七、地骨皮、海藻、昆布、女贞子、败酱草、鸡骨草、泽泻等。

笔者曾与上海一家民营公司合作，研制开发舒肝去脂胶囊，在取得市科委科研成果的基础上，在上海市十多家三甲医院，如华山、中山、瑞金、仁济等作为医院制剂，已临床使用十年，取得了很好的疗效。目前正在研制开发第二代产品。

不良反应

上述药食没有不良反应。需要注意的是，蒲黄为花粉，剂量稍大可能会引起胃不适。

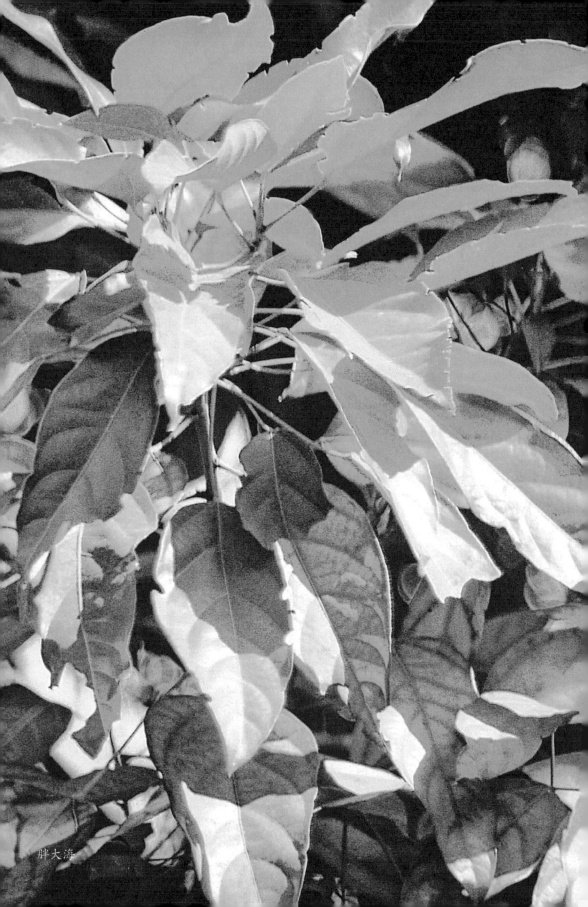
胖大海

| 通　便 |

相关药食

现在便秘的人很多，市场上已有多种通便茶，其组成大都为大黄、番泻叶、芦荟，三药都是泻药，都含蒽醌苷类成分，其中芦荟大黄泻素是泻下作用最强的成分，并会引起腹痛反应。通过泻下等作用，达到降脂减肥的目的，对脂肪肝也有效。

虎杖、生首乌、羊蹄根（土大黄）、生诃子、生决明子、胖大海、马齿苋、萹蓄草等二十多种中药成分复杂，蒽醌苷类含量很少，尤其是芦荟大黄泻素，含量极少或者不含，因此通便作用很弱。

润肠通便的中药还有四类：第一类含黏多糖成分，有生地、麦冬、天冬、沙参、玄参、石斛、知母、芦根、苁蓉等，能够滑肠，使胃肠黏膜分泌液增多，软化大便，但作用较弱，没有不良反应；第二类含不吸收的脂肪油类成分，有火麻仁、郁李仁、瓜蒌仁、桃仁、杏仁、胡桃仁、肉豆蔻等；第三类含镁离子，芒硝、青礞石的镁离子含量较多，泻下作用强，有的生石膏也混有少量镁离子，有弱的泻下作用；第四类为峻下药，如商陆、甘遂、芫花、大戟、了哥王等，这些中药有大毒，不可作为食疗使用。

不良反应

大黄、番泻叶、芦荟，市场上这类产品很多，长期使用有三大不良反应：一是肝功能损伤和肠黏膜黑变病；二是性功能减退；三是可能会有细胞突变。因此，大黄减肥产品已基本退出市场，番泻叶、芦荟减肥产品现还在继续销售，但其市场前途可想而知。

需要注意的是，火麻仁、肉豆蔻有毒性，不宜作为食疗使用。

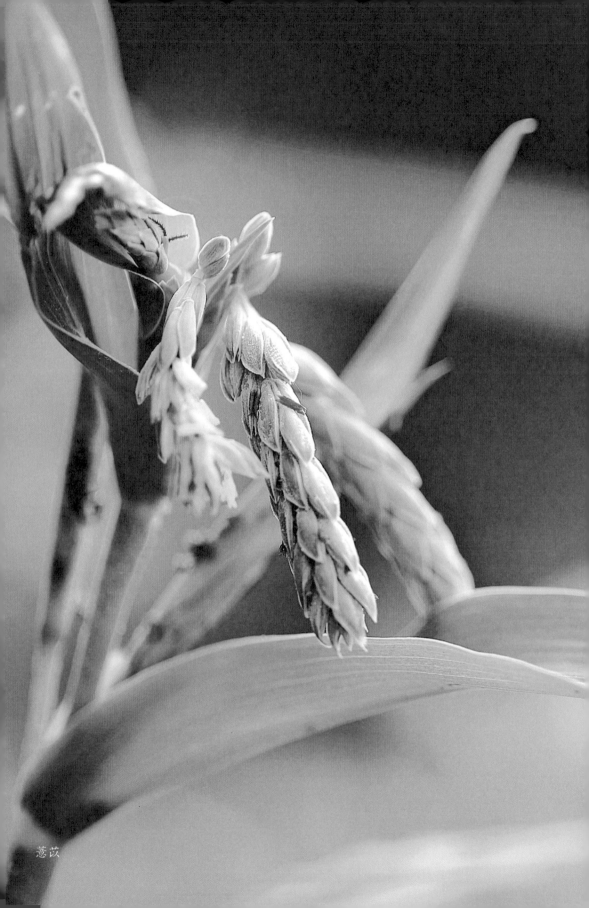

薏苡

| 美　容 |

相关药食

在长期的临床实践中，笔者发现了许多食物和中药具有增白和祛斑祛痘的效果，如黑大豆、葛根、僵蚕、桑葚子、薏苡仁、桑叶、桑白皮、冬青叶、竹叶、水牛角等，约有十多种。其机制有的是调节内分泌，有的是促进皮肤的新陈代谢，有的是抑制褐色素沉着以及抗紫外线等。

笔者通过十多年的临床内服观察，历经五年的研制开发，有口服、霜剂、海藻泥剂、面膜剂等多种内服和外用剂型。但由于中药的颜色影响，2005年起定为面膜剂，对消除痤疮（痘痘）、色斑具有很好的效果，并已取得专利。

不良反应

上述药食没有不良反应。冬青叶味苦，剂量稍大会有胃不适反应。

常有人说，长期服用中草药会使人的皮肤颜色变深。事实上，大概有十多种中草药和食物具有促进紫外线吸收的作用而使皮肤色素增深，如紫草、紫苏、紫浮萍、补骨脂、独活、麻黄、白蒺藜、白芷、白鲜皮、香菇、芹菜、苜蓿（上海名草头）、紫菜等。胡萝卜能使人皮肤黄染，色素增深。

许多美容化妆品含汞含铅，长期使用对人体有害，不但损坏皮肤，且会影响肾功能，目前市场上中草药的美容护肤品尚少。对于美容护肤品不含汞和铅、不含有毒有害成分，国外非常重视。

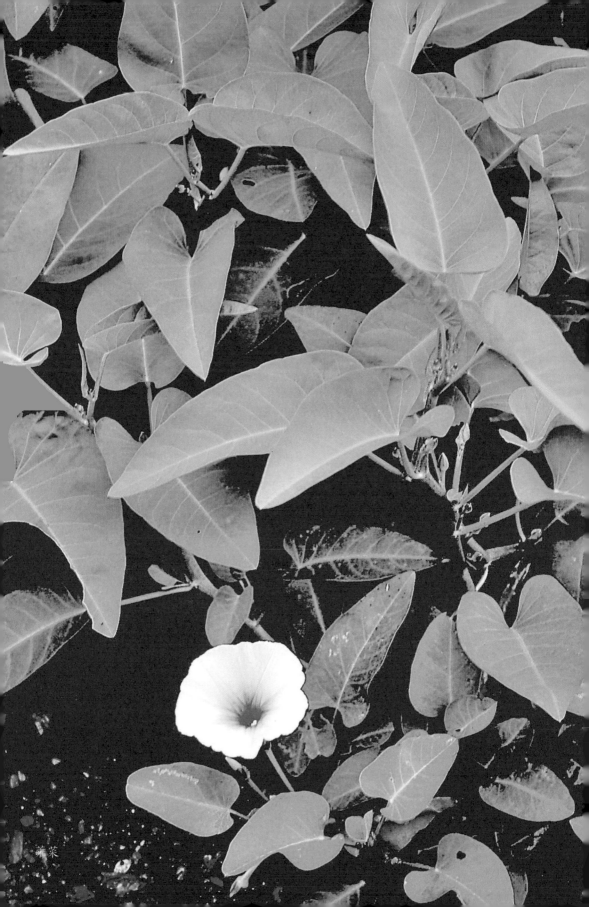

| 益　智 |

相关药食

学生增强记忆，老年人抗痴呆，这些也是人们所热衷的话题。此方面的食物和中药有柏子仁、酸枣仁、石菖蒲、天麻、白蒺藜、远志、苏合香等，古方有安神定志丸。上海市药膳协会老会长孟仲法教授研制的聪宁灵颗粒为最早的益智产品。

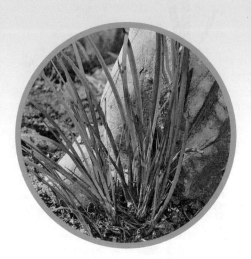

石菖蒲

不良反应

上述药食没有不良反应。

| 增强性机能 |

相关药食

中药和食物中有许多品种具有增强男女性机能的作用，如人参、鹿茸、枸杞子、地黄、仙灵脾、仙茅、白蒺藜、肉苁蓉、巴戟天、蜂王浆、哈士蟆油、海狗肾等，约有数十种。

壮阳与四个环节有关，即性激素、海绵体血管扩张充血、神经反射、微量元素的作用。但只提高性激素是远远不够的，且会引起不良反应和早泄。

市场上壮阳产品很多，但没有中药食疗产品。笔者的体会是中药食疗能锦上添

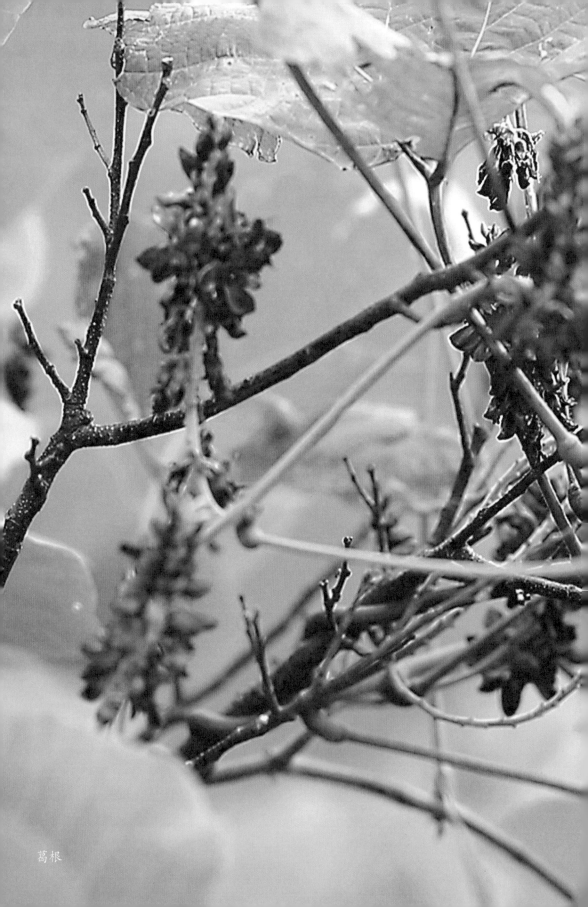

葛根

花，却难以雪中送炭。多年前，笔者曾与上海食品厂的高级巧克力师，研制开发了壮阳巧克力与药酒，其配方就是按照上述的四大环节设计的，在市场上很受欢迎。由于当时的体制束缚，最后只能不了了之。

不良反应

提高性机能方面还必须注意，提高雌激素一方面能改善中老年妇女的健康和延缓衰老，但同时也能增加罹患乳腺疾病的发病率。此类中药如巴戟天、蜂王浆、哈士蟆油、葛根、补骨脂、胎盘等。此外，仙茅有毒，其毒性成分为石蒜碱，不宜大剂量或长期使用。

降低尿酸

目前，高尿酸血症和痛风的患者越来越多。上海市药膳协会的专家正在从实验和临床两方面进行研究，准备研制开发降低尿酸的食疗产品，以及消除肿痛的新一代的外用敷药。

笔者的经验方复方马齿苋汤临床中观察有降低尿酸、治疗痛风的效果，经动物实验研究证实，具有显著的降低尿酸作用，并且毒理试验证实没有毒性。

补 钙

相关药食

近年来，补钙非常热门。五花八门的钙片充斥着市场，非但没有解决中老年人缺钙的问题，引发结石的患者却越来越多。中医有非常好的保护骨质、补钙的方药，如参三七、骨碎补、补骨脂、接骨木、续断、阿胶、鹿角、乌龟等，都具有调节钙

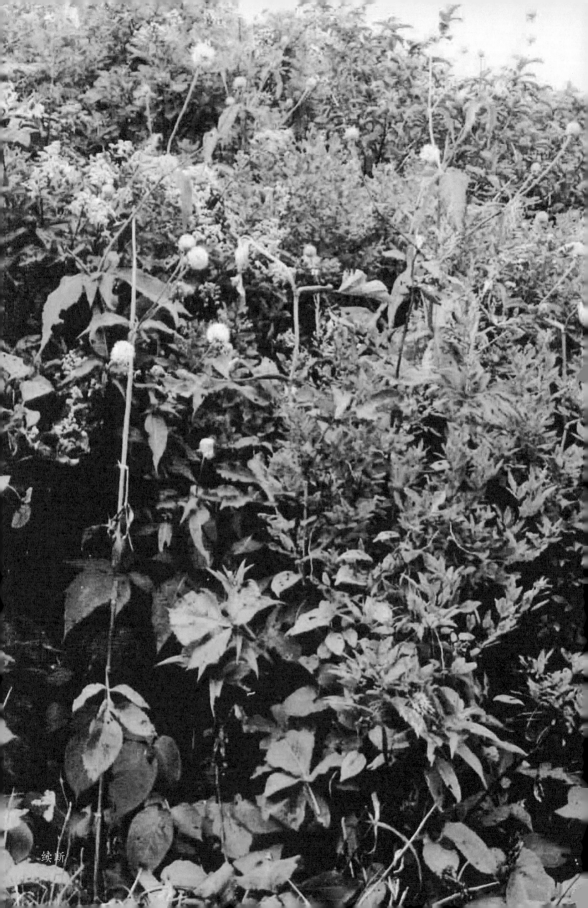

续断

磷代谢、保护骨质的作用。长期服用，使骨质不易衰老、不易疏松，是治本的方法。

笔者与伤骨科专家合作，将笔者临床上对由于长期使用类固醇激素而引起的骨质疏松之经验方骨松汤进行研究。

不良反应

上述药食没有不良反应。

| 抗 衰 老 |

相关药食

中药具有抗脂质过氧化、清除自由基、抑制脂褐素的产生、提高人体 SOD 水平的作用，如人参、鹿茸、龟板、熟地、制首乌、枸杞子、墨旱莲、肉苁蓉、菟丝子、酸枣仁等，有数十种之多。

传统的首乌延寿丹是古代抗衰老、延年益寿的中成药产品，但由于传统工艺、疗效等问题，已退出中医中药市场。由于抗衰老较难衡量效果，因此，尚没有食疗保健产品。

不良反应

上述药食没有不良反应。

抗 硬 化

相关药食

首乌、枸杞子、山楂、黑芝麻、胡桃仁、当归、川芎、郁金、蒲黄、豆豉、虎杖等数十种中药和食物具有抗凝血、抗血小板聚集、抗动脉硬化的作用，长期食用可以防治心脑血管疾病的发生。

临床有的患者长期服用中药，不但血压稳定，而且在 B 超中可看到颈动脉和胸主动脉斑块完全消除的效果。市场前途广阔，但尚没有开发成为有名的食疗产品。

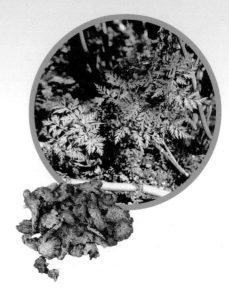

川芎

不良反应

上述药食没有不良反应。

降 糖

糖尿病的发病率很高，西医西药已基本解决。需要中医进行研究的有三个方面：一是血糖升高但尚不能诊断为糖尿病，这种情况还不需要服用西药；二是出现胰岛素抵抗，需要使用中药来提高疗效；三是糖尿病并发症，主要是血管炎、神经炎与肾病。

由于糖尿病治疗难度很大，目前尚没有辅助治疗的食疗产品。笔者临床观察发现，少数中药可辅助降低血糖，如葛根、麦冬、鬼箭羽、菝葜等，这些中药降糖的机制与促进胰岛功能有关。

免疫调节

相关药食

免疫功能低下和免疫功能亢进都能引起疾病。免疫类疾病包括免疫缺陷性疾病和免疫亢进性疾病两大类。缺陷低下者容易感冒感染，容易患上癌症。这些疾病都需要提高免疫功能，包括细胞免疫和体液免疫。

体液免疫功能亢进，主要是 IgG 和 IgA 增多者容易患自身免疫性疾病，如红斑狼疮等结缔组织病和过敏性疾病。人体内产生过多的抗体而损伤自身，治疗上需降低体液免疫功能，抑制过多的抗体和球蛋白。如果患了自身免疫病，就需用免疫抑制药来治疗。过敏性疾病也是体液免疫亢进，体内免疫球蛋白主要是 IgE 增多。

具有免疫增强作用的中药主要有人参、黄芪、西洋参、党参、三七、灵芝、云芝、冬虫夏草、黄精、鳖甲、枫斗、天花粉、当归、丹参、西红花、猪苓、香菇、蘑菇、阿胶、刀豆子、扁豆等。

现市场上已经开发了许多增强免疫功能的中西药物和食疗产品，常用补品的后果是，有些人增强了体质，减少了感冒感染的发生，而另一些人则诱发了自身免疫病，包括免疫性风湿病与过敏性疾病等。市场上尚没有抗过敏与具有免疫抑制作用的中成药与食疗产品。

具有免疫抑制作用的中药主要有地黄、首乌、玄参、麦冬、虎杖、郁金、丹皮、土茯苓、金雀根、莪术、蒲黄、徐长卿、苦参、大黄等；具有抗过敏作用的中药主要有黄芩、黄连、地肤子、白鲜皮、麻黄、大黄、羊蹄根、秦皮、荆芥、蝉衣等；具有过敏反应的中药主要有阿胶、天花粉、红花、青风藤、蜈蚣、蜂

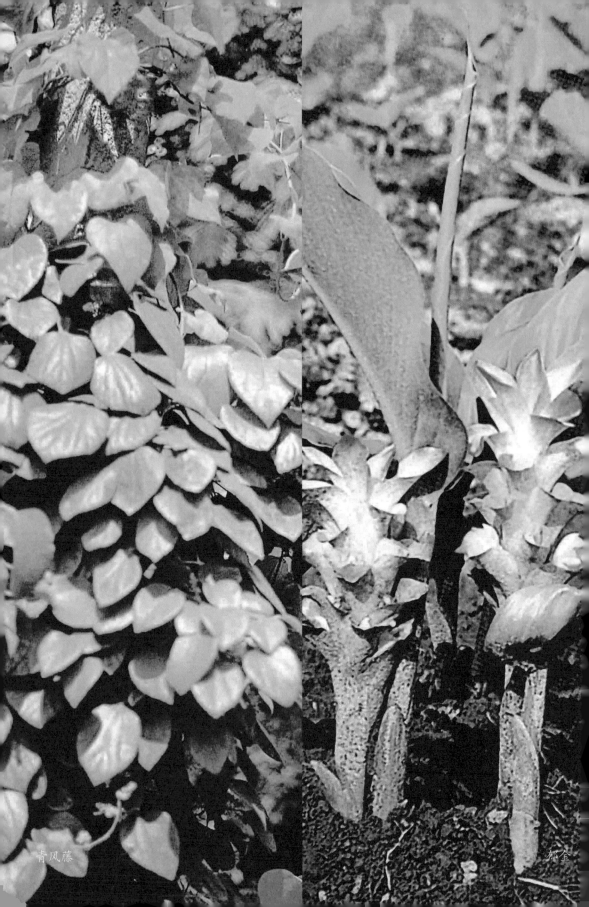

青风藤

郁金

房、土鳖虫等。

笔者长期从事自身免疫病的临床研究，发现了对于免疫球蛋白和抗体亢进以及过敏具有抑制作用的中药，担任国内唯一的中医免疫病著作《现代中医免疫病学》主编。由于对免疫病的知识尚没有普及，与企业合作研制开发相关中成药有一定难度。

不良反应

刀豆、扁豆生品有肝毒性，煮烂后毒性破坏而无毒。

｜ 治疗脱发与去屑 ｜

相关药食

男性以脂溢性脱发、脂溢性头屑为多，并与雄激素有关。女性脱发多与疾病有关，如狼疮性脱发等，也与脂溢性有关。

传统中成药产品有七宝美髯丹，具有补肾养血的功效，七味中药为首乌、菟丝子、牛膝、当归、补骨脂、枸杞子、茯苓。现药理证实，其中主要中药具有乌发、生发、美须的作用。具有这方面作用的中药还有熟地、山萸肉、骨碎补、白鲜皮、虎杖、丁香等。

不良反应

上述药食没有不良反应。但需要警惕的是，市场上的脱发和去屑产品大都含有硫磺，如某种去屑肥皂和洗发水、生发水、生发膏等。长期使用含硫的产品对人体是有害的。

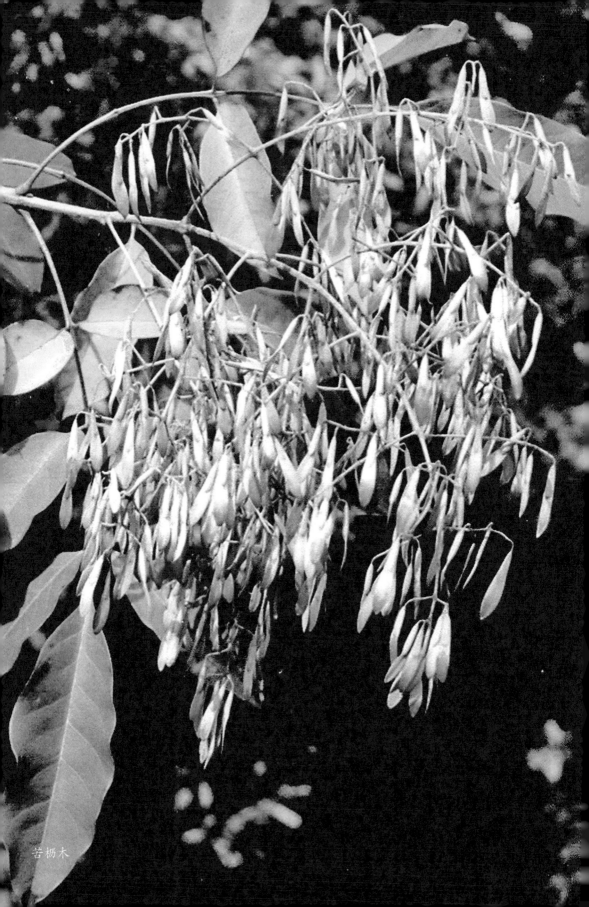

苦枥木

| 保护视力 |

相关药食

中老年人视力模糊，大多为老花眼和晶状体混浊；青少年近视的也不在少数，这些人群都需要保护视力。

具有保护和治疗视力的中药有枸杞子、菟丝子、秦皮、密蒙花、菊花、决明子、石决明、黄芩、桑叶、青葙子、石斛等。

古方有明目地黄丸、石斛夜光丸、菊睛丸、决明子散、密蒙花散、青葙子散等，都是保护眼睛和治疗眼病的。

这些中药有的是抗眼炎，有的是保护视神经，有的是保护眼睫状肌，有的是改善眼球的微循环，有的是降低眼压，有的是抗白内障，还有一些含有丰富的维生素A和β-胡萝卜素等，是从各方面起到综合性保护视力的作用。据笔者临床观察，部分中药对治疗免疫性眼炎有效。

市场上尚没有这类食疗产品。

不良反应

上述药食没有不良反应。

| 治疗口干内热 |

相关药食

口干内热绝大多数不是疾病。进食高营养、高热量的食品过多，一年四季都能引起口干舌燥、内热升火。夏秋两季暑热和秋燥引起口干内热的人尤多，因此，近

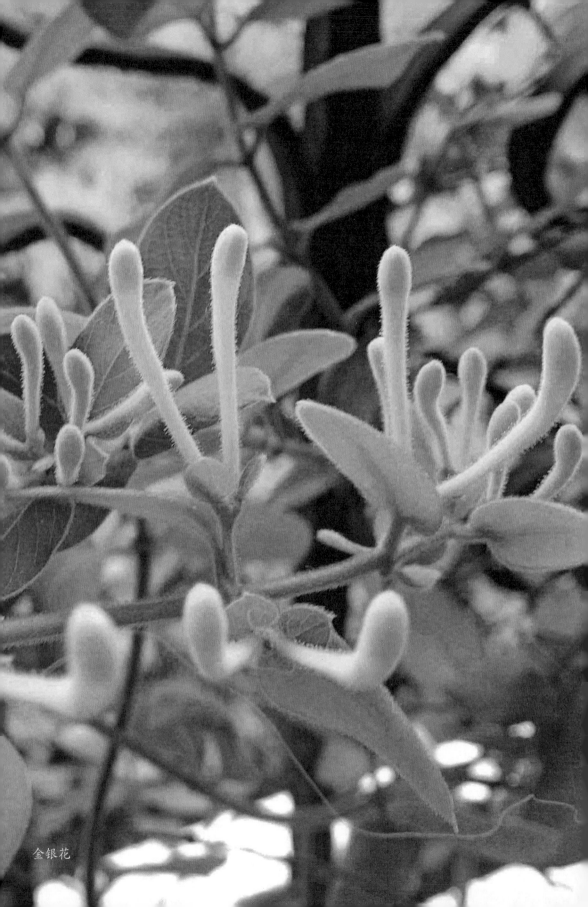

金银花

几年来广东的凉茶很畅销。

笔者临床上接触到大量的干燥综合征患者，这是一种自身免疫病，会引发唾液、眼泪分泌功能障碍。有三大类中药具有促进唾液、眼泪分泌的作用，从而改善口干眼干的症状，如生地、麦冬、石斛、玉竹、沙参、玄参、淡竹叶、金银花、知母、乌梅、金樱子、绿豆衣、西瓜皮等。

目前笔者正在研制开发具有清热生津的保健食品。

不良反应

上述药食没有不良反应。

食疗药膳成果

近二三十年来，我国食疗事业蓬勃发展，涌现了一大批食疗专家。在理论、药膳开发，保健品研制方面都取得了快速发展。现以上海市药膳协会为例，简单介绍一些成果。

理论著作

近年来，上海市药膳协会出版了十余部食疗学方面的著作，其中影响较大的有钱伯文教授、孟仲法教授主编的《中国食疗学》，孟仲法教授、袁正熙教授主编的

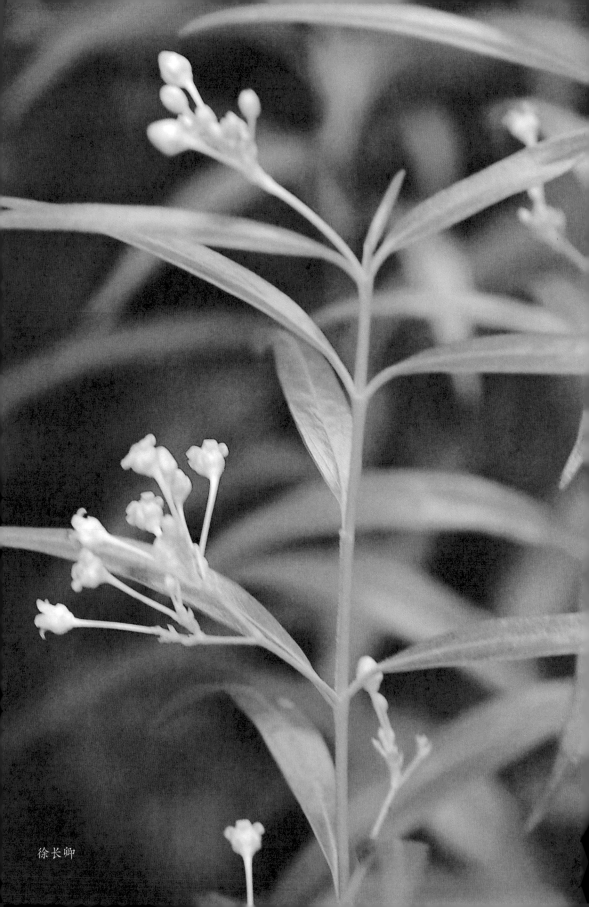

徐长卿

《中华现代药膳宝典》等，不但全面整理了古代的文献资料，而且为现代药膳奠定了理论基础。笔者主编的《虚弱的药补与食补》《现代中医免疫病学》对辨证施食和免疫病食疗作了详细阐述。

| 药膳研制 |

上海市药膳协会在研制新型药膳方面，较有影响的如下：

"上海福寿宴"健康药膳

孟仲法、沈丕安、赵永汉等与上海西郊宾馆合作的"上海福寿宴"健康药膳曾轰动海内外，推动了现代药膳的发展。20多年来每年都在上海众多星级宾馆、著名餐厅中开设对国内外政府领导人等设计各种特色药膳的接待。

其他药膳

如特级厨师长王志福研制的苏杨梅派菜特色药膳，海军军医大学附属长海医院袁正熙教授研制的康宾宴美食药膳，上海市肺科医院支学正副院长和营养科冯绿珠主任研制的糖尿病药膳，笔者与上海市中医医院营养科王凤英主任、药剂科赵永汉主任研制的红斑狼疮的辨证施食系列药膳，上海三角地副食品市场陆美红总经理在孟仲法教授指导下设计的小包装药膳菜肴等。

| 保健品开发 |

上海市药膳协会专家研究的成果与企业合作开发的保健品主要有如下几项：小儿聪宁灵颗粒、宁红减肥茶、上海东方保健茶、舒肝去脂胶囊以及灵芝孢子体的培植研究与项目开发等。

其中，有一项曾获国家科委新产品成果金奖，一项曾获部级成果一等奖，一项为上海市科委成果。

｜ 科普宣教 ｜

在历任领导以及众多专家的支持下，上海市药膳协会通过报纸、杂志、电台、电视等多种渠道对食疗药膳做了大量科普宣教工作，并在杨浦区老年大学的药膳食疗班上进行系统授课；上海人民广播电台记者刘瑞珍曾在电台举办上海药膳协会系列讲座；在上海电视台的支持下，拍摄了药膳菜肴、药膳点心、保健茶，计30集系列电视片，播放了半年之久，对上海市民产生了很大的影响。

此外，上海市药膳协会还举办了全国性的营养师药膳班、厨师长药膳班，并在日本东京开设老年大学食疗班等。

图书在版编目(CIP)数据

养生药膳 / 沈丕安等编著. —上海：上海科学普及出版社，2017
（科普新说丛书 / 杨建荣主编）（2018.3重印）
ISBN 978-7-5427-6957-2

Ⅰ.①养… Ⅱ.①沈… Ⅲ.①食物养生—食谱 Ⅳ.①R247.1②TS972.161

中国版本图书馆CIP数据核字（2017）第169736号

策　　划	蒋惠雍
责任编辑	俞柳柳
审　　校	陈雪堂　张怡纳
助理编辑	陈星星　姚　怡
图片提供	冯　颖　马炜梁
	顺庆生　谭　丽
装帧设计	王培琴
技术服务	曹　震

养生药膳

沈丕安等　编著

上海科学普及出版社出版发行

（上海中山北路832号　邮政编码200070）

http://www.pspsh.com

各地新华书店经销　　上海丽佳制版印刷有限公司印刷

开本 787×1092　　1/18　　印张 9.56　　字数 210 000

2017年9月第1版　　2018年3月第2次印刷

ISBN 978-7-5427-6957-2

定价：39.00元

本书如有缺页、错装或坏损等严重质量问题
请向工厂联系调换
联系电话：021-64855582

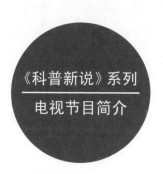

《科普新说》系列
电视节目简介

　　《科普新说》是贯彻《全民科学素质行动计划纲要》，为电视台设立科普栏目提供内容而打造的国内首档大型电视科普系列节目。主要有纪录片式、讲坛式和动画短片式等类型，其中多样化的科学知识经过众多科学家及科技人员的努力，已经变成了脍炙人口、言简意赅的科学新说。希望用最简单有效的方法普及科学知识，惠及百姓民生，真正达到科学让生活更美好的境界。

上 海 市 科 学 技 术 协 会

上 海 科 技 发 展 基 金 会　　特约出版

上海市静安区科学技术协会

《养生药膳》
视频二维码

打开微信扫一扫
同步视频轻松看